# 添付文書がちゃんと読める 物理・化学

夏苅 英昭

高橋 秀依　出口 芳春

じほう

# まえがき

　実務実習を終えて大学に戻ってきた学生に，大学の授業の中で実務実習に役立ったのは何かと尋ねたら，「薬物治療」や「薬理」が挙げられました。一方でほとんど役に立たなかったのは「物理」と「化学」という答えでした。基礎的な物理や化学を一生懸命教えている教員にとっては，とても残念なことです。本当にこれらの分野は薬剤師の実務に役に立たないのでしょうか？

　この本は，添付文書にいかにたくさんの物理的・化学的内容が含まれているか，それらをどのように読み解いて活用したらよいのか，を薬剤師の皆さんや薬学生に知ってもらうことを目的としています。添付文書の中には理論的根拠に裏打ちされたたいへん多くの情報が詰まっています。物理や化学に強い薬剤師はこれらを咀嚼し応用することで，臨床の場で起こるさまざまな問題を解決していくことができるのです。

　たとえば，添付文書の最後のページの化学構造式からその医薬品の薬理作用だけでなく，副作用の予測もできるようになります。痛い注射薬を痛くなくするにはどうしたらよいか，pHを基にして具体的な対応策を思いつくようにもなります。

　とはいうものの，せわしない毎日のなかで小難しい物理や化学をもっと勉強しろといわれても，かなり後ろ向きになってしまう気持ちもわかります。ですから，この本では思い切って読みやすく，親しみやすい表現を用いました。そのせいで，専門的な視点からは不十分と思われるところもあるかもしれません。この本をきっかけとして，物理と化学をもっと深く勉強したいと思っていただくこともこの本の目的のひとつです。これから，臨床の場で物理と化学を使いこなす薬剤師さんや薬学生が増えていくことを願っています。

　最後に，この本をご監修いただき，全般にわたって適切な助言をくださいました夏苅英昭先生に感謝申し上げます。また，懇切丁寧に対応してくださいましたじほう出版局の皆さんに心から感謝いたします。

2017年3月
高橋　秀依

# contents

## 序章　薬の働きの"なぜ"が知りたければ物理と化学の基本に立ち返ろう

### 序-1　添付文書から薬の輪郭を浮かび上がらせよう … 2
● 知っておきたい物理と化学のチカラ

### 序-2　「名は体を表わす」のは薬も同じ … 10
● 医薬品の名前にまつわるルール

## 1章　薬の効き目を左右するのは物理・化学的な性質なんです

### ❶-1　なぜ薬には○○塩が多い？そもそも必要なの？ … 22
● 塩にする理由

### ❶-2　オメプラゾールは胃に作用する薬なのになぜ腸溶錠？ … 33
● 共有結合の話

### ❶-3　シスプラチンを生理食塩水で溶かすのはなぜ？ … 45
● 錯化合物（錯体）と配位結合

❶-4 生理食塩水で溶かしてはいけない
薬があるのはなぜ？ ……………………………… 60
● 塩析と凝析

❶-5 なんでこの注射は漏れると痛いんですか？ ……74
● 浸透圧比のカラクリ

❶-6 胃内の pH が変わると
薬の効き目が変わる?! ……………………………… 86
● 酸塩基平衡と溶解度

❶-7 分配係数ってそんなに大切なの？ ………………… 98
● 分配係数と生体膜濾過

## 2章 薬と体の相互作用も物理・化学で語れるんです

❷-1 薬が効くのに必要なチカラ …………………… 114
● 薬物と体の相互作用

❷-2 分けるのにはワケがある ……………………… 132
● 鏡像異性体

❷-3 コースを狙え！ ……………………………………… 153
● 酵素阻害薬のメカニズム

❷-4 呼び方いろいろ。
でも狙うのはどれも受容体です ……………… 158
● アゴニストとアンタゴニスト

❷-5 で，抱合ってなんですか？ …………………… 168
● 異物に対する代謝反応

❷-6 わざわざ効かないかたちにするワケ ………… 179
● プロドラッグがなぜ必要か

索引 …………………………………………………… 190

本書では，製薬企業各社のご強力により，実際の添付文書を使って説明しています。掲載した添付文書は，本書の発刊時点で最新のものを使用していますが，その後改訂される可能性もありますので，実際に医薬品を使用される際には，最新の添付文書をご確認ください。

# 序章

## 薬の働きの"なぜ"が知りたければ物理と化学の基本に立ち返ろう

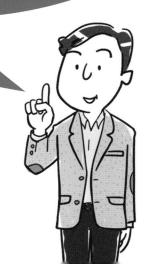

## 序章 薬の働きの"なぜ"が知りたければ物理と化学の基本に立ち返ろう

# 1 添付文書から薬の輪郭を浮かび上がらせよう

### 知っておきたい物理と化学のチカラ

先生,この本のタイトルは『添付文書がちゃんと読める物理・化学』なんですけど,昔から「物理」と「化学」がどうも苦手です。

冒頭からいきなりですね。物理も化学もとっても楽しい学問ですよ。

先生は楽しいって感じたから先生になったんでしょうけど,私は先生じゃないし……。薬物はほとんどが有機化合物でできているので化学が重要だし,医薬品の製剤化に物理は大切だ,と理屈ではわかっているつもりです。物理化学と有機化学の先生も「物理と化学は薬学の基礎だから,しっかり勉強して薬剤師になったときに役立ててください」なんていっていましたけど,現場に出てから物理や化学とどんどん疎遠になっている気がします。「添付文書がちゃんと読める」といわれても,物理や化学で教わったことがどこに書いてあるんだか。

確かに。強いていえば,添付文書の最後のほうにある「有効成分に関する理化学的知見」でしょうか。

ああ,そういえば薬の「一般名」や「化学名」,「化学構造式」や「分子式」,「分子量」などの化学に関するデータが載っていますし,「融点」,「性状」,「分配係数」などの物理で習ったことがのっています。でも,こんな無味乾燥なデータを患者さんに説明しても,お薬の理解が進むわけでもないし,何の役に立つんだか……。

待ってました！　いい疑問ですね。物理と化学の「知識」と「考え方」を理解すれば,一見無味乾燥に見える添付文書のデータを深読みできて,今よりずっとお薬のことが理解できるようになるのですよ。それが患者さんにお薬の説明をするときに役立つのです。もう少し詳しく説明しましょう。

### 物理と化学のコトバを理解すると素っ気ない添付文書を深読みできます

　まず,添付文書の一般的なレイアウトをみてみましょう（**図1**）。「作成または改訂年月」からはじまり,「製造販売業者の氏名または名称および住所」までなんと46項目の情報が記載されています。ところが,添付文書には量的な制限（原則としてA4判サイズで4頁以内）がありますので,すべての情報を事細かに記載できません。医薬品の適正使用に欠かせない必要最小限の情報だけが記載されています。

　添付文書は**医薬品医療機器等法**（**薬機法**）第52条に定められた公的な文書です。法的根拠のある医薬品情報なのです。だからこそ,薬剤師は添付文書の行間を読み取り,さらに他の文献も調べ,考え,判断することが求められています。すごく重いことをいっていますけど,緊張しなくていいですよ。

　ところで,添付文書の項目のなかで「物理」と「化学」に直接関連したものはどれでしょうか。一般的に,安定性が記載されている「貯法・取扱い上の注意等」,「医薬品の名称」,有効成分と添加物が記載されている「組成・性状」,「有効成分に関する理化学的知見」があげられると思います。でも,他の項目は物理や化学と関係ないのでしょうか。繰り返しになりますが,物理と化学

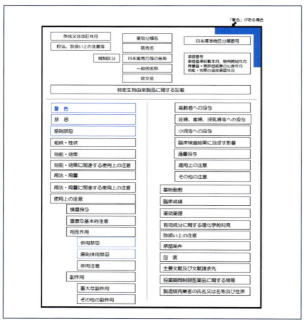

**図1　一般的な添付文書のレイアウト**

の基本に立ち返ると他の項目の行間だって深読みできるようになるのです。

「なぜ」からはじまるお薬の理解

・オメプラゾールは胃に作用する薬なのに，なぜ腸溶錠？

これはこの本で取り上げる話題のひとつです。この「なぜ」がわかりますか。患者さんや医師・看護師からこのような質問があったら，どのように答えますか。

簡単ですよ。添付文書に「腸溶性フィルムコーティング錠」と書いてあるじゃないですか。

そうですね。では3つの質問です。
①オメプラゾールは胃酸分泌を抑える薬だから，胃内で溶けたほうがよいのでは？
②なぜ，わざわざ腸溶錠にするのでしょう？
③胃酸分泌抑制のメカニズムを化学的に説明できますか？

矢継ぎ早な質問ですね。そこまで考えたことがありませんでした。なぜかしら……。

その疑問が大事なんです。「なぜ」を考えること。それが添付文書の行間を読み解き，お薬の働きを理解するスタートポイントなのです。先の質問にはどれも物理と化学の知識を使えば答えられるのです。

　この本でとりあげるテーマは，これから述べるようにどれも「なぜ」がポイントになっています。読み進めながら，関連する添付文書を検索したり，他の文献を見ながら，自由な発想で自分なりの答えを考えてみてください。そのときに，物理と化学の基本を思い出しながら考えてもらえればと思います。

### 薬の効き目を考えるために知っておきたい物理と化学

　1章では「薬の効き目を左右するのは物理・化学的な性質なんです」をテーマに，いくつかの話題をとりあげました。

・なぜ薬には○○塩が多い？

　薬の有効成分には塩酸塩，酢酸塩，リン酸塩，フマル酸塩など，塩（えん）をつけて製品化されているものが多いのですが，なぜでしょう。ヒントは薬の「溶解性」と「安定性」です。

・シスプラチンを生理食塩水で溶かすのはなぜ？
・カルペリチドやアムホテリシンＢを生理食塩水で溶かしてはいけないのはなぜ？

　シスプラチンは生理食塩水で溶かすのに，カルペリチドやアムホテリシンＢは生理食塩水で溶かしちゃダメ。なぜでしょう。シスプラチンは「錯化合物」。ヒントは「配位結合」です。一方，カルペリチドやアムホテリシンＢは「コロイド」を形成する薬。物理で学んだ「塩析」が関係しています。

・フェニトインを注射すると強い痛みを感じることがあるのはなぜ？

　抗てんかん薬のフェニトインナトリウムを注射すると，非常に強い痛みを感じることがあります。なぜでしょう。痛くしないことはできないのでしょうか。その「なぜ」は「浸透圧比」と生体の「浸透圧」から理解できます。

・胃内のpHが変わると効き目が変わる薬があるのはなぜ？

　胃酸の分泌を抑制するオメプラゾールを併用すると，HIVプロテアーゼ阻害薬アタザナビル硫酸塩の効果がなくなってしまう，なぜでしょうか。ヒントは薬物の「酸塩基平衡」と「溶解度」です。

・分配係数のデータは，そんなに大切ですか？

　添付文書の「有効成分に関する理化学的所見」に「分配係数」の値がのっている薬がありますよね。この値は何に使えるのでしょうか。ヒントは薬物の「生体膜透過性」にあります。

## 薬が体に働く仕組みを考えるために知っておきたい物理と化学

2章では「薬と体の相互作用も物理・化学で語れるんです」をテーマにいくつかの話題をとりあげました。

- 薬が効くのに必要なチカラってなに？

薬は生体内の「何か」に働きかけて効果が発揮されます。この「何か」の多くは酵素、受容体などの標的分子です。薬が働きかける力を化学的な視点から考えてみましょう。「共有結合、イオン結合、水素結合、ファンデルワールス力、疎水性相互作用」など、化学で学んだことがキーワードになります。

- どうやってボグリボースは糖の吸収を抑える？

食後過血糖改善薬ボグリボースと二糖類水解酵素のα-グルコシダーゼの関係を例に、酵素阻害薬が酵素に対して作用する仕組みを化学的に考えてみましょう。

- アゴニストとアンタゴニストって、なに？

薬の化学構造と受容体の相互作用から、アゴニストとアンタゴニストの違いを考えてみましょう。アンタゴニストとして働くアゴニストもあって、ちょっと難しいですよ。

- 抱合ってなに？

薬物代謝でおなじみの「抱合」酵素が出てきます。肝臓の代謝過程で起こっている抱合のメカニズムを化学的に考えてみましょう。そもそも抱合って何がどうなることなのでしょうか。なぜ抱合反応が体に必要なのでしょうか。大まかな仕組みがわかったら、アセトアミノフェンを例に考えてみましょう。この薬は、使用法を守らずにお酒といっしょに大量に飲んだり、自殺企図で飲んだ患者がICUに運ばれてくることがあります。なぜ薬なのに毒性が出るのでしょうか。化学的に考えてみましょう。

・わざわざ効かないかたちにするのはなぜ？

　最後は「プロドラッグ」の話題です。プロドラッグは薬剤学で学んだことがあると思います。なんとなくわかっていても，その化学構造から考えてみたことはありますか。ここでは，オセルタミビルを例にあげています。インフルエンザに罹ったときに飲んだことがあるかもしれません。実はこれもプロドラッグなのです。化学的な視点からプロドラッグの必要性について考えてみましょう。

先生，物理と化学の基本に返れば，添付文書の行間も読めるようになるということですね。なんだかすごく面白そうな気がしなくもないです。

なんとも慎重な言い回しですが，そのとおりです。薬学の基礎である物理，化学，生物を理解し，それらの知識と薬理，薬剤，薬物動態，薬物治療，統計，実務を関連づけると，さらに添付文書の行間を読めるようになるわけです。そうすれば，薬のプロフェッショナルになれるのですよ。「なぜ」を理解せずに字面だけ頭に詰め込んでも，現場では応用が利かないですからね。

たしかに……。でも，物理や化学の講義は計算式がたくさん出てきてうんざりでした。またそんな目にあうのかと思うとちょっと。

だいじょうぶ，計算式はざっと眺めてもらえばいいようにしますよ。でも，計算式は考え方を理解するうえで大事なものなので，必要なときに読み返してください。

## 薬を理解するために必要なもうひとつの要素

　この次に詳しく紹介しますが，薬の特徴を理解する際に重要な情報を与えてくれるものに「名前」があります。同じ１つの化合物でも，医薬品になるとさまざまな「名前」がつけられることは知ってますよね。それぞれの「名前」には，その名前をつけるルールがあります。そのルールを知っておくと，その薬がどんな薬か理解する助けになるのです。その名前を理解するときにも，化学の知識が大切なんです。

そうなんですか。ますます物理・化学を遠ざけちゃいけない気がしてきました。

では，さっそくその名前の話をスタートに，薬と体と物理と化学の関係について考えていきましょう。

序章　薬の働きの"なぜ"が知りたければ物理と化学の基本に立ち返ろう

# 2 「名は体を表わす」のは薬も同じ

医薬品の名前にまつわるルール

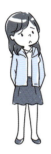

こんにちは。近所のお医者さんからの処方箋が，それまで「マイスリー錠」で処方されていたのに，最近は「ゾルピデム酒石酸塩錠」で処方されるようになって，ちょっと混乱するんですよね。ぜんぜん違う名前だからピンとこなくて。

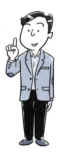

それは，ジェネリック医薬品に変わったのか，一般名処方に変えたんですね。でも，マイスリー錠もゾルピデム酒石酸塩錠も同じものを指す名前です。もっというと，名前は3つあるんです。

1つの医薬品に3つも名前があるんですか？　なんでそんなことになっているんですか？

それは，化合物であり，薬であり，商品である，という医薬品ならではの事情によるんですね。

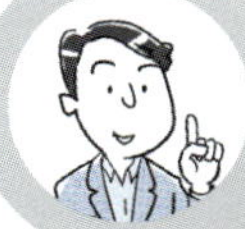

## 医薬品の３つの名前とは？

それぞれの医薬品には，「**一般名**」，「**販売名**」，「**化学名**」の３つの名前があります。たとえば，先ほど出てきたマイスリー錠は入眠薬として有名ですね。添付文書を見ると，最初のページの上のほうに目立つように太字で**図１**のように書かれています。

１行目の「ゾルピデム酒石酸塩」が一般名になります。その上の「日本薬局方」は，この薬が日本薬局方に収載されていることを意味します。

２行目の「マイスリー」が販売名です。

次に，最後のページの「有効成分に関する理化学的知見」を見てみましょう（**図２**）。

入眠剤
日本薬局方
ゾルピデム酒石酸塩錠
**マイスリー®錠5mg**
**マイスリー®錠10mg**
**Myslee®** Tablets 5mg・10mg

**図１　マイスリー錠（ゾルピデム酒石酸塩錠）の添付文書にはこう表記されている**

一般名：ゾルピデム酒石酸塩（Zolpidem Tartrate）
化学名：*N*,*N*,6-Trimethyl-2-(4-methylphenyl)imidazo[1,2-*a*]pyridine-3-acetamide hemi-(2*R*,3*R*)-tartrate

**図２　マイスリー錠（ゾルピデム酒石酸塩錠）の「有効成分に関する理化学的知見」（抜粋）**

構造式の前に「一般名」と「化学名」が書かれています。

ここにあるとおり，化学名は英語で書かれているのが特徴です。これは，化学名が **IUPAC** (International Union of Pure and Applied Chemistry) という化学者の国際学術機関によって定められた命名法に従って命名されているからです。IUPACによる命名のしかたは，体系的で合理的ではありますが，その命名法のしくみを理解するのは難しく，臨床で使われることはまずありませんので，化学名から化学構造のイメージがある程度つかめれば十分だと思います。

### 販売名と一般名は決める人が違います

なぜ，医薬品にはいくつも名前があるのでしょう。ここからは「販売名」と「一般名」について詳しくみていきましょう。

「販売名」（英語ではtrade name）は医療関係者や消費者がその医薬品について良いイメージをもつように，製薬企業がいろいろな思いを込めて名づけた名前です。商標登録されている名前なので，その医薬品を売る会社が独占的に使用できます。

たとえば，「マイスリー」という販売名からは，sleep（眠る）という英語に基づいて，より良い睡眠を得られそうだ，というイメージが湧きます。この薬のインタビューフォームには，販売名の由来も書いてあります（図3）。

このように，販売名は，それぞれの製薬企業が自社商品を販売するために名づけたものなので，統一性がありません。

これに対し，「一般名」（英語ではgeneric name）は，世界保健機関（WHO）が決める**国際一般名**（**INN**）に基づいて，厚生労働省が決める名前です。日本で新たな化合物を医薬品として承認申請する場合には，薬事・食品衛生審議会日本薬局方部会のなかに設置されている医薬品名称調査会で一般名（JAN）を決めてもらう，という取り決めがあります。

> 1. **販売名**
> (1) 和名
>    マイスリー錠 5mg、マイスリー錠 10mg
>
> (2) 洋名
>    Myslee Tablets 5mg・10mg
>
> (3) 名称の由来
>    <u>MY</u> <u>SL</u>E<u>E</u>P の下線部をとって Myslee と命名した。

図3 マイスリー錠（ゾルピデム酒石酸塩錠）インタビューフォームの「名称に関する項目」(抜粋)

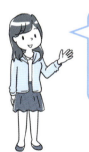

それって，たとえば私の家で飼っているミーちゃんは，一般的には「ネコ」と呼ばれる動物ですから，うちで名づけた「ミーちゃん」が販売名で，「ネコ」が一般名みたいなものですね。

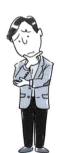

うーん？
みたいなものですかねえ？

## 医薬品の一般名から「ステム」を見つけよう

　一般名では，医薬品を分類するための「**ステム** (stem)」に基づき，ステムを用いた命名がなされることが多いです。

序章

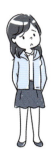

先生,「ステム」なんて聞いたことないですよ。

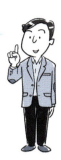

そうなんですか。「ステム」は英語で「幹」や「茎」を意味するコトバですが,その名のとおりステムは一般名を理解するうえで,さらにいえばその医薬品の特徴を理解するうえでとても重要な「幹」となるものです。ぜひ,知っておいてください。

## 「ジピン」な仲間たち

　ステムは,医薬品の化学構造や薬理作用および作用機序などに基づいて定義されています。したがって,共通のステムを持つ医薬品は薬理作用や化学構造が似ていると考えられます。ステムは一般名の語尾を構成することが多いので,語尾を見れば,ステムに基づき,だいたいどんな薬なのか,イメージすることができるようになるのです。

　たとえば,アムロジン(販売名)の一般名はアムロジピンベシル酸塩です。

　アムロジン錠の添付文書の「有効成分に関する理化学的知見」(**図4**)を確認してみましょう。

　一般名のアムロジピンベシル酸塩という名前は,活性成分であるアムロジピンがベシル酸と塩(えん)をつくっていることを意味しています。

　さて,アムロジピン(amlodipine)のステムは,ジピン(-dipine)になります。

　アムロジピンはカルシウムチャネル拮抗薬で,カルシウムイオンが入るチャネルを阻害することで血管収縮を防ぎ,血圧を下げる働きがあります。

　このようなカルシウムチャネル拮抗薬は他にも多くありますが,共通してジ

一般名：アムロジピンベシル酸塩(Amlodipine Besilate)
化学名：3-Ethyl 5-methyl (4RS)-2-[(2-aminoethoxy)
methyl]-4-(2-chlorophenyl)-6-methyl-
1,4-dihydropyridine-3,5-dicarboxylate
monobenzenesulfonate
構造式：

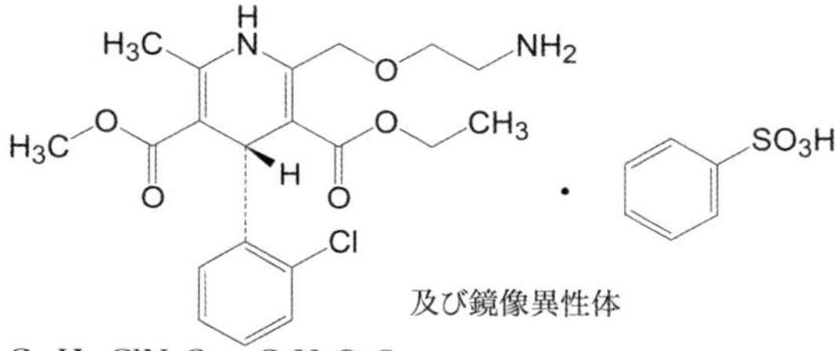

及び鏡像異性体

分子式：$C_{20}H_{25}ClN_2O_5・C_6H_6O_3S$
分子量：567.05

**図4　アムロジン錠（アムロジピンベシル酸塩錠）の「有効成分に関する理化学的知見」（抜粋）**

ピン(-dipine)をステムとして持っています。
　例としてニフェジピン，ニカルジピンを挙げます（図5）。
　いずれも，一般名の語尾が共通して「ジピン」になっており，これがステムであることがわかります。
　このように，○○ジピンというステムはカルシウムチャネル拮抗薬に共通であり，一般名で○○ジピンと呼ばれる医薬品は高血圧症の薬であることまで自然とわかるのです。
　また，化学構造式を見ると，○○ジピンというステムをもつ医薬品は共通した部分構造（○で囲った部分）を持っていることにも気づくでしょう。同じ作用機序で働く医薬品は共通する化学構造を持つことが多いのです。
　○○ジピンという名前のカルシウムチャネル拮抗薬に共通する部分構造の中でも特に有名なのは，ピリジン由来の1,4-ジヒドロピリジン骨格です（●の部分）。
　この骨格を基にして，カルシウムチャネル拮抗薬のなかでこれらの薬を「ジヒドロピリジン系」と総称することもあります。

図5 「-ジピン」なカルシウムチャネル拮抗薬は共通して1,4-ジヒドロピリジン骨格がある

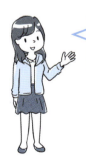
ジヒドロピリジン系って、そういう意味だったんですか。それにしても、「ステム」ってすごいんですね。

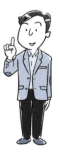
そうですよ。「ステム」を理解しておけば、薬理作用や作用機序、化学構造までだいたいわかってしまうのです。

今まで販売名で覚えていたんですけど，一般名を基本にしたほうが便利かもしれませんね。

そのとおりです！　これからジェネリック医薬品が増えますから，一般名を基本にするのもよいでしょう。現に，これまで製薬企業から販売名でプロモーションを受けていた医師が，ジェネリック医薬品を処方したり一般名処方する際に，一般名がわからずに苦労するという話もあります。薬剤師には，そんなことがあってはいけませんからね。

## 薬のことを深く理解しやすい一般名

　最近のわが国の政策として，**ジェネリック医薬品**の使用を推奨するという流れがあります。アムロジピンについても，開発した製薬企業の特許が切れたため，その他の多くの製薬企業から薬価の安いジェネリック医薬品がたくさん市場に出てきました。

　ジェネリック医薬品として売られるときは，商標登録されているアムロジン（販売名）ではなく，一般名のアムロジピンベシル酸塩にジェネリック各社の屋号（「〇〇」という部分）をつけた名前になります。医師が処方するときに，一般名＋「〇〇」で処方すればその会社のジェネリック医薬品を処方したことになります。一般名だけで処方した場合は，一般名が同じ，どの会社の薬を調剤してもいいことになります。

　処方が販売名から一般名に変わることで戸惑うかもしれませんが，将来的にはジェネリック医薬品にどんどん切り替わることを予想して，今のうちから一般名に親しんでおくとよいでしょう。

　また，一般名のステムを活用することで，医薬品の薬理作用や化学構造を効率よく理解できることも大きな利点です。

　有名なステムをまとめて**表**にしておきます。参考にしてください。

## 表　ステムの例

| 共通語幹（ステム）の例 | 医薬品のグループ | 例 |
|---|---|---|
| -azepam | diazepam系の抗不安薬 | di<u>azepam</u> |
| -azolam | 三環性構造をもつdiazepine系の催眠・抗不安薬 | est<u>azolam</u> |
| -butazone | phenylbutazone系の抗炎症鎮痛薬 | phenyl<u>butazone</u> |
| -caine | 局所麻酔薬（ナトリウムチャネル拮抗） | pro<u>caine</u> |
| cef- | セファロスポリン系抗生物質 | <u>cef</u>otiam |
| -cillin | ペニシリン系抗生物質 | peni<u>cillin</u> |
| -dipine | nifedipine系のカルシウム拮抗作用による降圧薬 | nife<u>dipine</u> |
| -mycin | *Streptomyces*属の産生する抗生物質 | strepto<u>mycin</u> |
| -oxacin | nalidixic acid系の抗菌薬 | levofl<u>oxacin</u> |
| -prazole | PPI阻害作用による抗潰瘍薬 | ome<u>prazole</u> |
| -pril | ACE阻害作用による降圧薬 | capto<u>pril</u> |
| -sartan | AⅡ拮抗作用による降圧薬 | cande<u>sartan</u> |
| -setron | セロトニン5-HT$_3$拮抗作用による制吐薬 | aza<u>setron</u> |
| -vastatin | HMG-CoA還元酵素阻害作用による脂質低下薬 | pra<u>vastatin</u> |
| -tidine | ヒスタミンH$_2$受容体拮抗作用による抗潰瘍薬 | cime<u>tidine</u> |

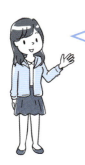

ステムがわかっていれば，薬の名前から患者さんがどういった疾患でその薬を服用しているのか，見当をつけることもできますね。

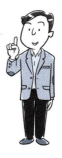

それだけで決めつけるのは危険ですが，見当をつける材料にはなります。あとは，患者さんへのインタビューやお薬手帳の確認などが大事ですね。
　それ以外にも，患者さんに「なんとかジピン」という名前の薬は高血圧の薬なんですよ，なんて豆知識を教えてあげると喜ばれますね。

## まとめ

- 医薬品には「販売名」，「一般名」，「化学名」の3つがある。
- 「一般名」はステムを持っているものが多く，ステムを利用することで薬理作用や基本骨格まで理解しやすくなる

# 1章

## 薬の効き目を左右するのは物理・化学的な性質なんです

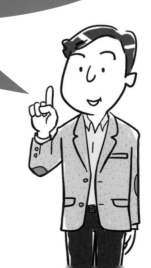

**1章** 薬の効き目を左右するのは物理・化学的な性質なんです

# 1 なぜ薬には○○塩が多い？ そもそも必要なの？

## 塩にする理由

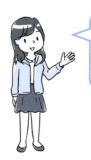

先生，薬の有効成分には○○塩（えん）というものがありますよね。だいたい「ナントカ酸」をくっつけて塩にすることが多いようです。何のために塩にしているんでしょうか。

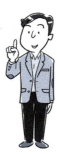

たしかに○○酸塩といったような，塩になっている薬が多くありますね。塩でないと医薬品として用いるにはいろいろと不都合が出るからなんですが，その理由を詳しく説明しましょう。

不都合ですか，それはもしかして……。

そう，化学的な性質によるものなんです。

あたりまえですが，塩（えん）は酸塩基反応によってできます

　医薬品のなかには，○○塩錠という名前のものがありますよね？　これって○○塩じゃないものとはどんな違いがあるのでしょうか。

　たとえば，アレルギー性鼻炎のときに処方されるセチリジン塩酸塩（商品名：ジルテック）錠5mgがあります。この錠剤1錠の中にセチリジンが塩酸塩になったものが5mg含まれているということですね。

　添付文書を見ると，最後のページの「有効成分に関する理化学的知見」に構造式が記されています（**図1**）。

　よく見ると，2HClとなっているので，セチリジン1分子に対して2分子の塩化水素がくっついて，塩酸塩になっていることがわかります。

　また，「及び鏡像異性体」となっているところから，ここに書いてある構造式を鏡に映した「**鏡像異性体**」が含まれている**ラセミ体**（両方のエナンチオマーが50％ずつ混ざっている）であることもわかります。**エナンチオマー**の存在については，別の項で詳しく説明しますね。

　では，まずは塩化水素の働きについて考えましょう。塩化水素2分子は，セチリジンのどの部分にくっついているのでしょうか。

　セチリジンそのものの構造をよく見てみましょう（**図2**）。

**図1　セチリジン塩酸塩の構造式**

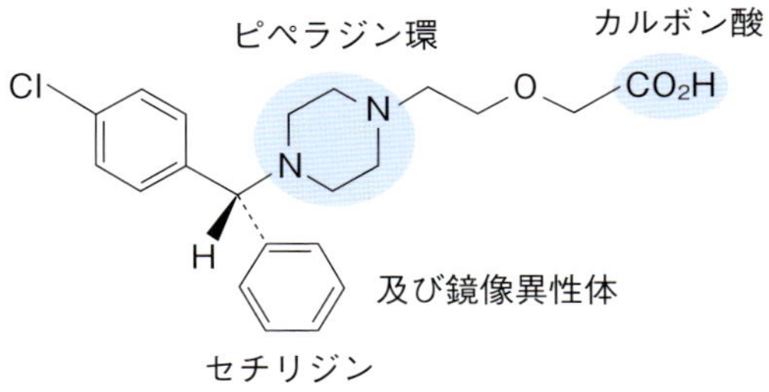

図2　セチリジンの構造式

【禁　　忌】（次の患者には投与しないこと）
(1) 本剤の成分又はピペラジン誘導体（レボセチリジン、ヒドロキシジンを含む）に対し過敏症の既往歴のある患者

図3　ジルテック錠（セチリジン塩酸塩錠）5mgの「禁忌」（抜粋）

　ここで注目したいのは，**ピペラジン環**と**カルボン酸**です。
　少し余談になりますが，ピペラジンについて押さえておきたいことが，セチリジン塩酸塩錠の添付文書の「禁忌」の項に書かれています（**図3**）。ピペラジン環を含む医薬品は多いので，この窒素原子2個をもつ6員環の構造をしっかり頭に入れておくとよいですね。
　さて，セチリジンには，塩基性を示すアミンであるピペラジン環と，酸性を示すカルボン酸が両方含まれています。このような分子は両性化合物（塩基性と酸性と両方の性質を持っている化合物）と呼ばれます。同じような構造で最も有名な**両性化合物**はアミノ酸ですね。
　アミノ酸には，塩基性を示すアミノ基（アミン）と酸性を示すカルボキシ基（カルボン酸）が含まれています。

1 なぜ薬には○○塩が多い？ そもそも必要なの？

**図4** セチリジンに塩化水素がイオン結合するようす（予想）

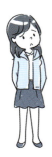
なるほど。セチリジンは，塩基性の部分と酸性の部分があるんですか。でも，ピペラジン環はアミノ基が2つもあって塩基性が強そうな感じです。この薬は苦いのかなあ。

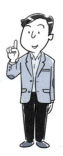
塩基性の強さと苦みは関係があったりなかったりしますから，何ともいえませんね。ともあれ，セチリジンは酸性の部分と塩基性の部分がある両性化合物ですが，アミノ基は2カ所あります。塩を作る理由はこのへんにヒントがありそうです。

　塩化水素は強酸ですので，セチリジンの塩基性部位であるピペラジン環と反応して（酸塩基反応），塩を作るのだろうと予想されます（**図4**）。2分子の塩化水素が必要なのは，先に述べたように，ピペラジン環に2カ所アミノ基があるからです。それぞれに塩化水素に由来するプロトン（$H^+$）が結合して4級アンモニウム塩になり（電気的には陽性⊕），これが塩化水素に由来する塩化物イオン（$Cl^-$）（電気的には陰性⊖）との間で**イオン結合**をつくっていると考えられます。

　イオン結合している分子は，食塩（$Na^+Cl^-$）のように，水にとてもよく溶けます。したがって，セチリジン塩酸塩も同様に水溶性が高いと考えられます。

25

## 塩にするのは水に溶けやすくするため

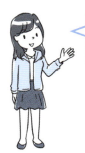

ということは、塩化水素を結合させて塩酸塩にするのは、セチリジンを水に溶けやすくするためと考えていいんでしょうか。

そのとおりです。一般に、○○塩となっている医薬品は、塩をつくってイオン結合の状態になっているので、比較的水溶性が高いだろうと予想されます。

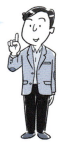

いまさらですけど、塩を作るのは、どれもイオン結合なんですか。

はい、そうです。「塩（えん）」という言葉は紛らわしいのですが、「イオン結合している化合物」を意味すると考えてください。

　セチリジンの添付文書の「有効成分に関する理化学的知見」の項には、**図5**のように書かれています。塩酸塩にすることで水溶性を高めているのです。

性　状：白色の結晶性の粉末である。水に極めて溶けやすく、エタノール(99.5)に溶けにくい。0.1mol/L塩酸試液に溶ける。水溶液（1→10）は旋光性を示さない。

**図5　ジルテック錠（セチリジン塩酸塩錠）の「組成・性状」（抜粋）**

**塩をつくることは製剤化の工夫でもあるんです**

　塩をつくる酸としては，塩化水素だけでなく，酢酸やリン酸，フマル酸，トシル酸など，とても多くの種類があります。

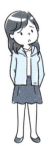　たしかに塩酸だけでなく，いろいろな酸が使われていますけど，何が違うんでしょうか。

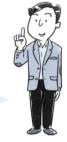　製剤化の過程で重要な，「良い結晶」をつくるために，その医薬品にあった酸を選んでいるようですよ。

　経口投与される医薬品は，水溶性を確保する必要があり，そのために○○塩にすることが多いのですが，そのほかに塩にすることで，結晶としての安定性を高め，室温での長期保存も可能にするのです。セチリジンの場合は，塩酸塩にすることで安定な結晶を得ることができたのだろうと思われます。

　塩酸塩に限らず，酢酸塩やリン酸塩など，より安定な結晶を与える条件を探して，それぞれの医薬品に最も適したものを選んでいくのが製剤化の工夫なのです。

　このように，医薬品にはとても多くの塩が存在し，塩を作っていることが医薬品の効き目や保存のしかたを左右する重要なポイントと考えられます。

安定な結晶を作るという目的もあるんですね。それでは，もしセチリジンに塩酸をくっつけていなければ，どうなるんでしょう？

まず，安定な結晶の状態でいられなくなるかも？　という心配があります。油状物質になってしまうかもしれません。それから，特にアミン（アミノ基）は空気中の酸素と反応しやすい性質があるので，セチリジンそのものにしてしまうと，塩の状態よりも安定性が低くなり，酸化体になってしまうかもしれません。セチリジンの酸化体は，元のセチリジンとは異なる化合物ですので，薬理活性も失われる可能性があります。

ですから，塩基性のものと接したりして，塩化水素をセチリジンから引き離してしまうような状況はなるべく避けたいですね。

なるほど。塩をつくっている医薬品は，取り扱いに注意したほうがよさそうですね。

そうですね。塩をつくっている医薬品を，他のものと混ぜるのは基本的には避けてほしいですね。

## まとめ

- 塩をつくっている医薬品は比較的水溶性が高い。
- 塩をつくっている医薬品を溶かすときは液性（pH）に注意する。

## コラム 「アミンは苦いの？」

酸性のものは酸っぱくて，塩基性のものは苦い，という漠然とした印象をもっている方が多いかと思います。実際，クエン酸は酸っぱいし，アルカロイドは苦いので，ある程度は正しいのかもしれません。しかし，味覚の科学はまだわかっていないことが多く，たとえば，世界で一番苦いと言われている化合物はアミンではなく，4級アンモニウム塩の安息香酸デナトニウムです。

安息香酸デナトニウム

この化合物は，子供が誤ってなめたりしないように，苦味物質として海外の化粧品やおもちゃなどに使われているそうです。

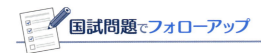

これまでの説明で，だいたい理解していただけましたか。

大丈夫だと思います。

では，これまでに薬剤師国家試験で出題された問題を解きながら，おさらいをしましょう。

そんないきなり無茶ぶりをしてくるとは！

**問1** 医薬品ア〜ウのうちで，最も水に溶けやすいのはどれか。

ア　イ　ウ

（第97回試験問題より改変）

溶けやすさって，見比べてわかるようなものですか。

わかりやすいものもあります。ということで，アはイミプラミン塩酸塩，イはカプトプリル，ウはインドメタシンです。アは塩酸塩のため，水中ではイオンとして存在しています。一方，イとウは極性の高いカルボキシ基がありますが，イオンではありません。したがって，この3つを比較すると，イオンとして存在するアが最も水溶性が高いと考えられます。

答え　ア

**問2**　日本薬局方に収載されているアスピリンの確認試験において生じる白沈（ア）の構造は何か。

「本品0.5gに炭酸ナトリウム試液10mLを加えて5分間煮沸し，希硫酸10mLを加えるとき，酢酸の匂いを発し，白色の沈殿（ア）を生じる」

アスピリン

（第97回試験問題より改変）

> 塩の話とどういう関係があるのか、というところからわかりません……。

アスピリンはアセチルサリチル酸ともいいますね。これを炭酸ナトリウム試液で煮沸すると、塩基性の条件下で加水分解反応（アセチル基がとれます）が進行し、サリチル酸ナトリウム塩となります。これはイオンなので、水に溶けます。続いて希硫酸を加えると、ナトリウムイオンが硫酸に取られてイオンではなくなり、サリチル酸となります。サリチル酸のカルボン酸の状態はイオンの状態と比較して水溶性が低いため、白沈になって析出した、というからくりです。一方、とれたアセチル基は酢酸になるので、匂いがするのです。

　イオンだと水に溶けやすいものでも、pHを変えてイオンの状態でなくすると沈殿してしまうんですね。

アスピリン　　　　　　　　　サリチル酸　　　　　　サリチル酸
（アセチルサリチル酸）　　　ナトリウム塩

答え　ア＝サリチル酸

**1章** 薬の効き目を左右するのは物理・化学的な性質なんです

# 2 オメプラゾールは胃に作用する薬なのになぜ腸溶錠？

## 共有結合の話

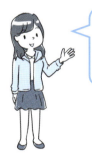

先生，プロトンポンプ阻害薬のオメプラール錠（オメプラゾール）は腸溶錠なので，患者さんに服薬指導するときに，「かまないでください」っていいますよね。

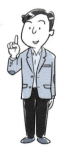

そうですね。腸溶錠は，腸で溶けるように設計された製剤ですから，噛んでコーティングを壊してしまっては意味がありませんからね。

そもそも胃潰瘍の薬がなんで腸溶錠なんでしょう。なにか理由があるのですか？

胃潰瘍の治療薬だからといって，胃の中で直接作用する薬じゃありませんよ。なぜオメプラゾールを腸溶錠にするのかは，オメプラゾールの作用機序に理由があります。

1章

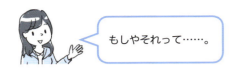

もしやそれって……。

そう，化学的な性質によるものなんです。

### オメプラゾールを活性型に変化させない

　先にも述べたとおり，消化性潰瘍治療薬のオメプラゾールは**腸溶錠**です。なぜ腸溶錠にする必要があるのでしょうか。オメプラゾール腸溶錠にはたくさんの製品がありますが，オブランゼ錠の添付文書が比較的わかりやすいので，それを例にしましょう。この添付文書の「薬効薬理」の項に，詳しい説明が書かれています（図1）。

　これを読むと，オメプラゾールはその作用機序からみて，酸性条件では不安定であることが予想されます。オメプラゾールは，前述のとおりプロトンポンプ阻害薬と呼ばれる種類の薬ですが，プロトンポンプとは，$H^+,K^+$-ATPaseという酵素のことなのです。つまり，プロトンポンプ阻害薬は酵素阻害薬の一種なわけです。

　さて，オメプラゾールは添付文書にもあるとおり，酸性の条件下で活性型に構造が変わり，この活性型が$H^+,K^+$-ATPaseの構造の中のシステインとの

> オメプラゾールは、プロトンポンプ阻害薬である。胃酸分泌細胞（壁細胞）において、$H^+$、$K^+$-ATPaseを阻害することによって胃酸分泌を抑制する。弱塩基性薬物なので、壁細胞の外側の酸性領域に集積し、酸によって活性型となり$H^+$、$K^+$-ATPaseのαサブユニットのSH基と結合してその活性を阻害する。

**図1　オブランゼ錠（オメプラゾール腸溶錠）の「薬効薬理」（抜粋）**

間でS-S（ジスルフィド）共有結合を形成して，酵素活性を阻害し，胃酸の分泌を抑えます（図2）。

酵素とくっつくことで，酵素の活性を阻害するわけですね。そのくっつき方が共有結合なのだと。

そうです。

それと腸溶錠にする理由とが結びつかないんですけど。

もう少し聞いてください。

図2　オメプラゾールの作用機序（ジスルフィド結合の形成）

このように，酸性条件下で構造が変化してしまうプロトンポンプ阻害薬には，胃で溶けないようにする剤形の工夫が必要です。つまり，胃の中で胃酸によって活性型になってしまうと，ターゲットとする酵素のところまでたどり着かないわけです。ターゲットとなる酵素は胃壁の中にあって，そこにたどり着くためには，いったん吸収されて体循環に入る必要があるのです。

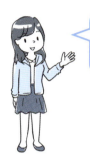

あ，添付文書に書いてある「壁細胞の外側の酸性領域」には，胃壁から直接吸収されていくわけじゃないんですね。

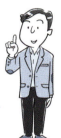

そうです。

　腸溶錠にすることで，酸による影響を受けずに胃を通過し，腸で溶けて体内へ吸収されます。そののち，$H^+,K^+$-ATPaseが存在する壁細胞の外側の酸性領域に蓄積し，そこで酸によって活性型となって$H^+,K^+$-ATPaseに作用するのです。

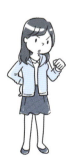

まわりくどい薬ですね。

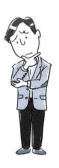

そういわれても……。

## 共有結合する医薬品は作用が非可逆的

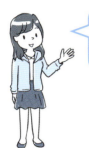

オブランゼ錠添付文書の「薬効薬理」をさらに読むと、ちょっと難しいことが書いてあるのですが（図3）。

ここで注目してほしいのは、オメプラゾールは共有結合による非可逆的な阻害をする、という点です。

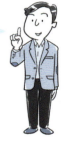

非可逆的な阻害ってどういう意味ですか？

　共有結合は、原子と原子の間で電子を共有することによって結合を形成するもので、とても強い結合です。オメプラゾールのイオウ原子と、システインのイオウ原子がこの共有結合をするわけです。

　いったん共有結合が形成されると元には戻りません。元に戻らないことを「非可逆的」といいます。つまり、オメプラゾールの活性型と結合した$H^+$, $K^+$-ATPaseは、酵素としての働きが二度と戻ってこないことになります。

のαサブユニットのSH基と結合してその活性を阻害する。**酵素との結合は共有結合であり、非可逆的なので酵素阻害は薬物の血中濃度が低下した後も持続し、活性の回復は新たな酵素の生合成速度に依存する。これらの機序により、本薬は酸分泌が生じている部位に集積し、そこで特異的に活性化され、ポンプ活性を非可逆的に抑制するという特徴を示す。**

**図3　オブランゼ錠（オメプラゾール腸溶錠）の「薬効薬理」（抜粋）**

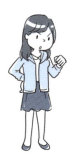

酵素の働きがストップして胃酸が二度と出てこなくなるなんて，困りますよ！

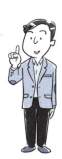

驚かせてすみません。$H^+,K^+$-ATPaseは，常に新しく生合成されている，ターンオーバーの早い酵素なのです。オメプラゾールの活性型と結合した酵素の働きは止まりますが，代わりに新しい酵素がどんどん生合成されてくるので，大丈夫なんですよ。

そういうことですか，びっくりしました。薬の効果が持続しないのは，薬と酵素の結合が切れるからじゃなくて，薬とくっついていない，新しい酵素がどんどん作られるからなんですね。

## 共有結合する薬は休薬期間に注意

　このように，共有結合によって**非可逆的阻害**をする医薬品の場合，結合する相手が新たに生合成されるまで，血中濃度に関わりなく医薬品の作用が持続するので，休薬期間について気をつけなくてはいけないケースがでてきます。
　たとえば，バイアスピリンがそうです。
　バイアスピリンは低用量のアスピリンを含む腸溶錠です。アスピリンは胃を悪くさせる副作用がありますので，バイアスピリンは腸溶錠になっています。
　添付文書の「薬効薬理」を見てみましょう（**図4**）。

> 低用量アスピリンはシクロオキシゲナーゼ1（COX-1）を阻害（セリン残基のアセチル化）することにより，トロンボキサン$A_2$（$TXA_2$）の合成を阻害し，血小板凝集抑制作用を示す．血小板におけるCOX-1阻害作用は，血小板が本酵素を再合成できないため，不可逆的である．一方，血管組織ではCOX-1の再合成が行われるため，

図4　バイアスピリン錠（アスピリン腸溶錠）の「薬効薬理」（抜粋，下線は筆者）

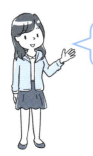

これまた小難しいカタカナが並んでますね。

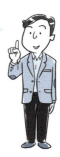

かいつまんでいうと，アスピリンの作用は酵素を阻害することによって発揮されて，それは「不可逆的」だということです。不可逆と非可逆は同じ意味です。それはともかく，それほど難しい単語ではないので，患者さんに説明できるようになっておいてくださいね。

すみません……。ところで，アスピリンがシクロなんとかを阻害するところで「セリン残基のアセチル化」とありますが，それってどういうことなんでしょうか。

おお，いいところを突いてきますね。それでは説明しましょう。

「セリン残基のアセチル化」とは，図5に示したように，アスピリンのアセチル基が**シクロオキシゲナーゼ**のセリン残基のOH基と反応し，**アセチル化反応**が起こる，という意味です。

アセチル化反応は，エステル結合形成反応のひとつで，アセチル基の結合は共有結合になります。そのため，アセチル化反応は非可逆的反応で，アセチル化されたCOX-1は，酵素としての働きができなくなります（失活といいます）。COX-1がないと，血液凝固因子のひとつである$TXA_2$が合成されなくなるので，低用量アスピリンは血をかたまりにくくするのです。

一方で，COX-1は，プロスタグランジン類の合成にも関与する酵素で，それが失活すると，炎症部位でプロスタグランジン類が生成されなくなるため，抗炎症作用が発現する，つまり熱や痛みが抑えられるという仕組みです。高用量のアスピリンはこちらの作用を発揮していることになります。

血小板でいったんアセチル化されたCOX-1は，二度と元には戻りませんから，新たな血小板が生合成されるまでその効果が続くことになります。一般に新しい血小板が生合成されるのに1週間程度かかるといわれますので，バイ

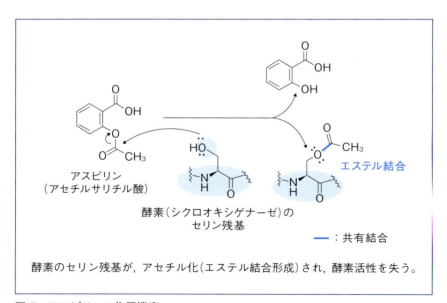

酵素のセリン残基が，アセチル化（エステル結合形成）され，酵素活性を失う。

**図5　アスピリンの作用機序**

アスピリンによる血小板凝集抑制効果は，服用を中止しても1週間程度続くと考えられます。こういった医薬品は休薬期間に注意する必要があります。

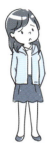

アスピリンによるCOX-1の阻害は1週間続くんですか。でも，消炎鎮痛作用がそんなに続かないのはなぜなんでしょうか。

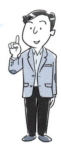

消炎鎮痛作用は，炎症部位でCOX-1が阻害されることによってプロスタグランジン類が生成されなくなることで生じます。ここでは血小板は関係ないので，1週間も作用が続くなんてことはないのですよ。

そういうことだったんですね。

## まとめ

- プロトンポンプ阻害薬は酸性条件下で活性型に構造変化するので，胃で溶けないように腸溶錠にする工夫がなされている。
- プロトンポンプ阻害薬は標的酵素である$H^+,K^+$-ATPaseと共有結合を形成して阻害するので非可逆的阻害になる。
- バイアスピリンのように共有結合による非可逆的阻害をする医薬品については，作用が持続することがあるので休薬期間に注意が必要である。

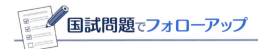

さあ、ここまでの説明をもとに、また国試問題にチャレンジしましょうか。

なんだか100本ノックのような展開になるんじゃないかと危惧しています。

大丈夫、また2問ノックですよ。

いや、数の問題じゃなくて……

## 問1 オメプラゾールの構造および生体内での変化に関する以下の記述の正誤を答えよ。

「オメプラゾールは酵素を不可逆的に阻害する。」

[構造式：オメプラゾール及び鏡像異性体、$H^+$により化合物Aへ、続いてB、C、Dへと変化する反応経路。CからDへの変化で酵素-SHとの間にジスルフィド結合（酵素-S-S-）が形成される。]

（第100回試験問題より改変）

おお，オメプラゾールは試験問題にも出てくるんですか！　もちろんイエスですよ！

さっきやりましたから，復習問題ですね。オメプラゾールに由来するCからDへ変化することによって，酵素との間でジスルフィド結合（S-S結合）が形成されるのがミソです。ジスルフィド結合は説明したように共有結合なので，オメプラゾールと酵素との結合は切れず，不可逆的な阻害になります。

**答え　正**

## 問2 セフジニルに関する以下の記述の正誤を答えよ。

「細菌の細胞壁生合成に関わる酵素をアルキル化することで作用を示す。」

（第101回試験問題より改変）

んん？　これも共有結合と関係するんですか。

ここでいう○○化，というのは何かに何かを結合させることですから，これも結合のしかたの問題なわけです。ということで，セフジニルは細菌の細胞壁を生合成する酵素のセリン残基と反応して「アシル化」（アシル基 R-C=O をくっつけること）されます。この結合は共有結合を形成することになるので，セフジニルは細菌の酵素を非可逆的に阻害します。この結合形成は，アルキル化（-CH$_3$ のようなアルキル基を共有結合すること）ではなく，アシル化です。

答え　誤

**1章** 薬の効き目を左右するのは物理・化学的な性質なんです

# 3 シスプラチンを生理食塩水で溶かすのはなぜ？

錯化合物（錯体）と配位結合

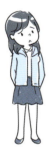

わりと有名な抗がん薬にシスプラチンってありますよね。その添付文書をみると「必ず生理食塩水と混和すること」って書いてあるんですけど，なぜ生理食塩水なんでしょう。

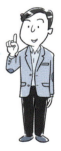

生理食塩水は普通の水とどんな違いがありますか。

体液と浸透圧が同じですけど，それが理由なんでしょうか。

添付文書をもう少し前から読むと，活性が低下するからと書いてありますから，浸透圧の問題ではなさそうです。実は，その理由にはシスプラチンが医薬品としては少し特殊な化合物であることが影響しています。

先生，それってもしや……。

45

そう,物理化学的性質の問題なんです。

でた!

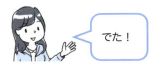
## シスプラチンは錯化合物

　シスプラチンを点滴静注するときは輸液に注意しなさい，といわれます。たしかに添付文書には「生理食塩液に混和」と書いてあります（図1）。なぜ輸液の選択が重要なのでしょうか。

　まず，シスプラチンの化学構造を見てみましょう。添付文書の「有効成分に関する理化学的知見」に化学名と構造式が書かれています（図2）。

> 8. **適用上の注意**
>   (1) **調製時**
>     1) 本剤を点滴静注する際,クロールイオン濃度が低い輸液を用いる場合には,活性が低下するので必ず生理食塩液に混和すること。

**図1　ブリプラチン注（シスプラチン注射液）の「適用上の注意」（抜粋）**

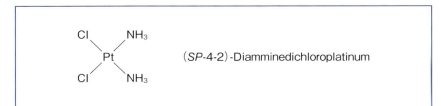

**図2　シスプラチンの構造式と化学名**

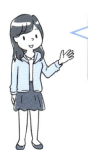
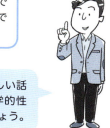

2つ (di) の NH₃ (ammine) と 2つ (di) の塩素 (chloro) がくっついたプラチナ (platinum) ですね。単純な構造なので名前も単純です。でも，(*SP*-4-2) ってなんですか。

それがこの薬の特徴なのですが，詳しい話は後にして，まずどのような物理化学的性質をもった化合物なのか，説明しましょう。

シスプラチンは**錯化合物**（**錯体**）と呼ばれる化合物です。

構造式をみると，$Pt^{2+}$（プラチナ）を中心金属として，**配位子**とよばれる原子（分子）の $Cl^-$ 2つと $NH_3$ 2つが隣りあって結合しています。

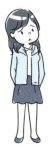
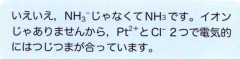

プラチナは $2^+$ なのに，$Cl^-$ と $NH_3^-$ が計4つもくっついてますね，なんか変。

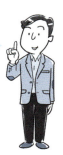

いえいえ，$NH_3^-$ じゃなくて $NH_3$ です。イオンじゃありませんから，$Pt^{2+}$ と $Cl^-$ 2つで電気的にはつじつまが合っています。

どうやって $NH_3$ がくっついているんですか？

**配位結合**という結合の仕方をしているんです。

少し難しい話になりますから,ここからは「そういうものなんだ」ぐらいに思ってもらえればいいでしょう。

　配位結合は,共有結合(1章-2参照)とは異なり,配位子が中心金属に電子対を供与して結合が形成されています(**図3**)。したがって,配位子は,中心金属に電子を供与するための孤立電子対を持っていることが必要です。

　配位子は結合部位の数により,単座配位子,2座配位子……,多座配位子と呼ばれます。シスプラチンの$Cl^-$や$NH_3$は単座配位子です。

配位結合だと,共有結合とどんな違いが出てくるんでしょう。

共有結合はかなり強い結合だと説明しましたよね。それに比べて配位結合は比較的弱い結合で,たとえば,化合物の回りに別の配位子があると,それと置き換わることがあるんです。実は,この化合物が薬として働くために,その性質がとても大切な役割を果たしています。

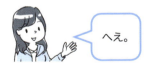

へえ。

$$H\cdot + \cdot H \longrightarrow H\!:\!H$$
共有結合:互いに1つずつ電子を出し合う

$$H_3N\!:\ +\ M \longrightarrow H_3N\!:\!M$$
配位結合:配位子(アンモニア)が
電子対を中心金属に供与する

**図3　共有結合と配位結合の違い**

次に化学名ですが、これもちょっと難しいですね。

(*SP*-4-2)の*SP*は、square planer（平面正方形型）の立体配置をとっていることを示します。

数字の4は、中心金属であるPtに4つの原子（分子）が直接的に結合していることを意味します。最後の数字の2は、Cl⁻とNH$_3$が互いにPtを挟んで180°の角度でいること、すなわち、シス配置であることを示しています。

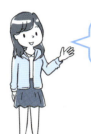

……。まあ要するに、シスプラチンの「シス」はシス配置から来たっていうことですね。

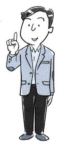

そうですね。このシス配置であることも、シスプラチンが薬として働くために重要な意味があるんですよ。

そうなんですか。

## シスプラチンは塩化物イオンが多い水溶液中に保存

次に、添付文書の「組成・性状」を見てみましょう（**図4**）。

シスプラチンの10〜50mgが水溶液としてバイアル中に封じられていますが、pHをみると、2.0〜5.5となっています。また、「添加剤」として塩酸が記されています。つまり、シスプラチンは酸性の水溶液中にあるということですね。

先ほどもあったように、添付文書の「適用上の注意」には図1のように書かれています。さらに、「取り扱い上の注意」には**図5**のように書いてあります。

> **【組成・性状】**
> 1. 組成
>
> | 販売名 | ブリプラチン注10mg | ブリプラチン注25mg | ブリプラチン注50mg |
> | --- | --- | --- | --- |
> | 1バイアル中の分量 | 20mL | 50mL | 100mL |
> | 有効成分シスプラチンの含量 | 10mg | 25mg | 50mg |
> | 添加剤 | 塩化ナトリウム、塩酸 | | |
>
> 2. 製剤の性状
>
> | 性　状 | 無色～微黄色澄明の液 |
> | --- | --- |
> | pH | 2.0～5.5 |
> | 浸透圧比 | 約1 |
>
> （浸透圧比：生理食塩液に対する比）

図4　ブリプラチン注（シスプラチン注射液）の「組成・性状」（抜粋）

> （2）投与時
> 　1）本剤は，生理食塩液又はブドウ糖－食塩液に混和後，できるだけ速やかに投与すること。

図5　ブリプラチン注（シスプラチン注射液）の「適用上の注意」（抜粋）

これらの記述から，シスプラチンは周りの環境によって安定性が変わりそうな化合物だとわかりますね。

なぜでしょうか。

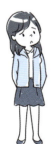

そうですね，何がどうなると不安定なんでしょう？

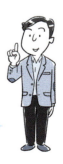

先ほど少し説明した，配位結合の特性が関係してきます。

### 配位結合は陣取り合戦

　先に説明したように，シスプラチンは$Pt^{2+}$に$Cl^-$と$NH_3$が配位しています。$Pt^{2+}$とこれらの配位子との結合は，水に溶かしても簡単には切れない程度の安定性は持っていますが，それぞれの配位子が中心金属へ配位する強さは異なります。
　一般的な配位子が金属イオンへ配位する強さは以下のようになります。

$$I^- < Br^- < Cl^- < F^- < OH^- < H_2O < NH_3 < CN^-$$

　$Cl^-$は，$NH_3$や$H_2O$より配位する力が弱いことがわかります。これがシスプラチンをpH調節剤（塩酸）含有のpH2.0〜5.5の水溶液に溶かしてアンプルに封じている理由です。
　$Cl^-$は配位力が弱いので，水中ではより配位力が強い$H_2O$と置き換わって「**アクア錯体**」というものになります（**図6**）。これを防ぐために，$Cl^-$を増やすこと，すなわち，塩酸を加えた酸性の水溶液にシスプラチンを溶かしているのです。

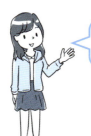
回りに強い配位子があると，それと置き換わっちゃうわけですね。

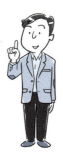
そういうことです。

$$\text{シスプラチン} \xrightleftharpoons[Cl^-]{H_2O} \text{アクア錯体}$$

**図6　シスプラチンの$Cl^-$は$H_2O$と置き換わってアクア錯体をつくる**

　点滴静注する際は，アンプル中のように酸性の高い状態を保つことはできません（pHが小さいままだと注射時にとても痛いんです）が，代わりに$Cl^-$がたくさん含まれる生理食塩液と混和することで$Cl^-$を減らさないようにします。$H_2O$に陣地を取られにくくするために，たくさんの$Cl^-$がある状態にしているわけです。

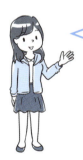

なるほど，「クロールイオン濃度が低い輸液を用いる場合には，活性が低下する」と添付文書に書いてあったのは，シスプラチンがアクア錯体になって活性が低下するという意味なんですね。

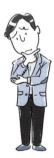

うーん。その表現は，正確にいうと正しくないんです。実は，アクア錯体こそが薬理活性を示す活性化合物なんですよ。

……，なんだか全然わからなくなってきました。アクア錯体が本来の活性化合物ならば，最初から，アクア錯体を医薬品として開発すればいいんじゃないですか？

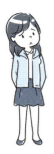

> 実は,アクア錯体には大きな欠点もあって,そのために最初からアクア錯体にしてしまってはいけないんです。

> 欠点ってなんですか? 詳しく知りたいです。

## 薬が目的地にたどり着くために

シスプラチンとアクア錯体の構造を,先ほどの図6を見ながら比較してみましょう。

シスプラチンでは,中心金属の$Pt^{2+}$に2分子の$Cl^-$が配位しているため,電気的には中性になっています。一方,アクア錯体では,$Cl^-$の代わりに$H_2O$が配位しているため,プラスの電荷が生じます。

細胞膜を通過するためには,電気的には中性でなくてはいけないので,アクア錯体は細胞膜を通過しづらいのです。一方で,シスプラチンは細胞膜を通過することが可能です。多くの医薬品にとって,細胞膜を通過できるかどうかはたいへん重要な要素になります。

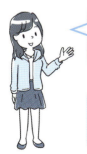

> わざわざ$Cl^-$をくっつけたり,生理食塩水に溶かして$Cl^-$が離れにくいようにしているのは,細胞膜を通りやすくするためだったんですね。

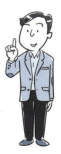

> そういうことです。時間が経つと活性が低下してしまうというのも,アクア錯体がだんだん増えてきて,細胞膜を通りにくくなるからなんですよ。

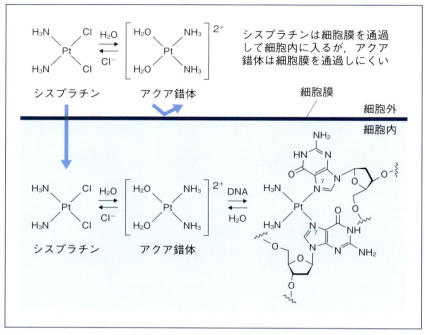

**図7　シスプラチンが抗がん活性を現わす仕組み**

　さて，シスプラチンは，比較的 $Cl^-$ の濃度が高い細胞外から細胞膜を通過して，細胞内に入ります。細胞内は $Cl^-$ の濃度が低いので，$Cl^-$ は $H_2O$ と交換してアクア錯体になります。アクア錯体は，DNA に含まれる2つのグアニンに近づいていって，グアニンの7位のそれぞれの窒素がアクア錯体の $H_2O$ に置き換わって結合する（架橋といいます）ことにより，DNA の複製を妨げ，抗がん活性を示します（図7）。

 DNAのグアニンどうしをシスプラチンがつなげてしまうから，DNAの複製ができなくなってしまうんですね。

 そうです。

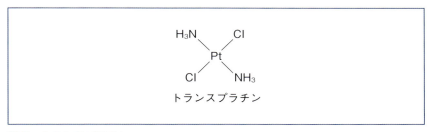

図8 トランスプラチン

　このグアニンとの架橋構造形成の際に，シスプラチンの配位子が**シス配置**していることが重要です。塩素と交換して配位した隣り合っている $H_2O$ がグアニンの窒素と交換することで架橋構造が成り立つのです。
　シスプラチンの異性体であるトランスプラチン（**図8**）は，架橋構造になりにくく，抗がん活性はほとんど認められません。

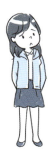
先生，いまさらなんですけど，「錯体」ってどういう意味ですか？

錯体というのは，英語の complex の訳語になります。Complex は複雑なことや錯綜している状態を現わすので，錯綜している物体から錯体となったのかもしれないですね。
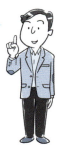

そんなにややこしい構造でもないですよ。

Complex は複合という意味もありますから，英語は金属とその他の分子がくっついた複合的な物質という意味でつけられたとも考えられますね。

**図9　オーラノフィンの構造式**

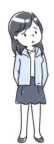

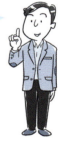
錯体がどんなものかといえば、簡単なイメージとしては、金属に配位子のような原子団がくっついている構造を思い浮かべてもらえばよいでしょう。

うーん、わかったようなわからないような……。

そういう錯体でできている薬は、ほかにもあるんでしょうか。

ありますね。関節リウマチに用いられるオーラノフィンも錯体です（図9）。こちらは錠剤ですし、常温保存も可能な薬なので、シスプラチンのように取り扱いに注意が必要というわけではありません。

さっきはプラチナで今度は金ですか。高価な金属ばかりですねぇ。私は錯体じゃなくて金属そのものがほしいなぁ。

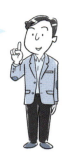

薬効がなければ意味がないじゃないですか！ともあれ，薬が目的の場所に到達するために，使う側が仕組みをきちんと理解していないと，せっかくの薬効を損ねてしまうこともあることがわかっていただけましたか。

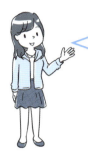

わかりました。ありがとうございます。

## まとめ

- シスプラチンは錯化合成（錯体）である。
- シスプラチンは配位子 $Cl^-$ と $H_2O$ が交換し，正に荷電したアクア錯体になる。
- アクア錯体は $H_2O$ と DNA のグアニン塩基の交換によって DNA の複製を妨げる。

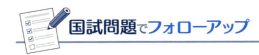 国試問題でフォローアップ

配位結合や金属を含む薬物については，国試でも出題されているんですよ。

そうかもしれませんが，いまここでやらなくても。

では，シンプルな問題にしましょうか。

シンプルさと何の関係があるんですか！

**問1** 化学結合および相互作用に関する以下の記述の正誤を答えよ。
「アンモニアの窒素原子の非共有電子対は，プロトンや金属陽イオンと配位結合する。」

(第88回試験問題より改変)

アンモニア（$NH_3$）ですか。先ほど説明していただいた，シスプラチンのPtと$NH_3$がどういう結合をしているのかという話に関係しているようです。

そうです。アンモニアの窒素原子の非共有電子対（孤立電子対）は，正の電荷をもつプロトンや金属陽イオンに対して配位結合するのでしたね。
答え　正

3 シスプラチンを生理食塩水で溶かすのはなぜ？

**問2** 薬物と関連金属に関する以下の記述の正誤を答えよ。
「シスプラチンの白金には，炭素原子が結合している。」
（第96回試験問題）

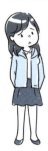

あ，さっき構造式を見たばかりなのに，NH₃じゃないほうは何でしたっけ。

シスプラチンには窒素と塩素が結合していましたよ。炭素は存在しませんでした。
　　　　　　　　　　　　　　答え　誤

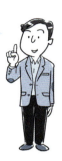

### 1章 薬の効き目を左右するのは物理・化学的な性質なんです

## 4 生理食塩水で溶かしてはいけない薬があるのはなぜ？

**塩析と凝析**

添付文書をみていたら，5％ブドウ糖溶液や注射用水で溶解することが推奨されている医薬品がありますが，なぜ生理食塩水で溶かしてはいけないのでしょう。

とても良いところに気づきました。輸液を調製するときに知っておかねばならない知識ですね。生理食塩水で溶かしてはいけない医薬品にどのようなものがありましたか。

注射用カルペリチド（ハンプ注射用）は「注射用水5mLに溶解すること」（図1），アムホテリシンB（ファンギゾン注射用）は「生理食塩水に溶かしてはいけない」（図2）と書いてあります。シスプラチンは「生理食塩水に溶かさなければならない」と勉強したばかり（1章-3参照）なのに，なんだかいろいろあってわからなくなってきました。

ややこしいですよね。でも，物理化学の性質がわかっていると，理解しやすいのですよ。

> \*\*【用　法　・　用　量】
> 本剤は日本薬局方注射用水 5 mLに溶解し、必要に応じて日本薬局方生理食塩液又は 5％ブドウ糖注射液で希釈し、カルペリチドとして 1 分間あたり0.1μg/kgを持続静脈内投与する。なお、

**図1　ハンプ注射用（注射用カルペリチド）の「用法用量」（抜粋）**

> (2) **調製時**：溶解剤として，生理食塩液等の電解質溶液を使用しないこと（沈殿が生じる）。また，糖尿病患者でブドウ糖液が使用できない場合は，キシリトール輸液等の非電解質溶液の使用を考慮すること。

**図2　ファンギゾン注射用（注射用アムホテリシンB）の「適用上の注意」（抜粋）**

> 2）本剤を日本薬局方注射用水 5 mLに溶解後、下記の輸液に希釈して用いる場合、混合24時間までは配合変化を起こさないことが確認されている。
> 日本薬局方ブドウ糖注射液、日本薬局方生理食塩液、乳酸リンゲル液

**図3　ハンプ注射用（注射用カルペリチド）の「適用上の注意」（抜粋）**

## 単純にダメなだけでなく，時間制限つきのものもあります

　それでは，注射剤の溶解について，添付文書の記載をもう少し見てみましょう。
　カルペリチドの場合，「注射用水に溶解後は生理食塩液で希釈してもよい」と書いてありますが，添付文書の適用上の注意のところまで読むと「混合24時間までは配合変化を起こさないことが確認されている」，といったことも書いてあります（**図3**）。溶解後の時間に制限があるものもあるのですね。

61

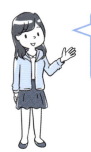

でも、アムホテリシンBの場合は、「溶解剤として生理食塩液などの電解質溶液を使用しないこと（沈殿が生じる）」とはっきり書かれています。こっちはいっさいダメと。

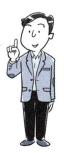

なぜだかわかりますか。

よくわかりません。輸液の中で何か変化が起こるのでしょうけど……。

これらの医薬品は水溶液中で「**コロイド**」になります。コロイド溶液と生理食塩液を混合すると、塩析や凝析といった現象が起こり、沈殿が生じるのですよ。

コロイド？　エンセキとギョウセキですか。それって何ですか。高校の化学で勉強したような気がするのですが……。

では、少し難しくなるかもしれませんが、コロイドから説明しましょう。

## コロイド分散系とはなんでしょう？

　たとえば水などの中に他の物質がごく小さな粒子として散らばっている状態のことを「分散系」といいます。一般に、水に何かが溶けているような状態をイメージすればよいでしょう。分散系には大きく3つあって、塩化ナトリウ

**表1　分散系の分類**

| | 分子分散系 | コロイド分散系 | 粗大分散系 |
|---|---|---|---|
| 粒子の大きさ | 1nm以下 | 1nm～1μm | 約1μm以上 |
| | | 親水コロイド<br>　　分子コロイド<br>会合コロイド | |
| | | 疎水コロイド | |
| 例 | 生理食塩水<br>ブドウ糖液 | ・高分子溶液<br>　カルペリチド注射剤<br>　エリスロマイシン注射剤<br>・界面活性剤ミセル溶液<br>　アムホテリシンB注射剤<br>・水酸化鉄コロイド<br>　含糖酸化鉄注射剤 | 乳剤<br>懸濁剤 |

ム水溶液のように，分子やイオンなどの大きさが1nm以下の場合を「**分子分散系**」，粒子の大きさが1nm～1μmの水溶液の場合を「**コロイド分散系**」，赤血球浮遊液などのように粒子の大きさが1μm以上の溶液を「**粗大分散系**」と呼んで区別しています（**表1**）。分散系のなかで粒子として分散している側のことを「**分散相**」，粒子を取り囲んでいる側のことを「**分散媒**」と呼んでいます。いろいろなコトバが出てきましたが，とりあえずそういうものだ，くらいに思っていればいいですよ。

## コロイドが沈殿しないワケと沈殿するワケ

　コロイド分散系の粒子はなぜ，目に見えるほど大きな粒になったり，沈殿したりしないのでしょうか。一般に，コロイド分散系で散らばっているコロイド粒子は，表面がプラスかマイナスに帯電しています。コロイド粒子の間には「**静電的反発力**」という力が働いて，粒子同士がくっつかない状態になっています。昔，理科の電磁石の実験で，プラス極どうし，マイナス極どうしは反発しあうことを確かめましたよね。これと同じ原理で，帯電しているコロイド粒子はお互いが近づくと反発するのです。

また，分散媒が水の場合，コロイド粒子は水分子に衝突されてジグザグに動いています。そのためコロイド粒子は沈みにくくなっています。

コロイド分散系は粒子の性質によって，さらに「**親水コロイド**」と「**疎水コロイド**」に分類されます。水との親和性が大きいコロイドを「親水コロイド」，水との親和性が小さいコロイドを「疎水コロイド」といいます。

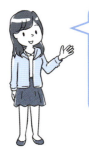

うーん，なんとなくわかったような気がするのですが，いろいろなコトバが出てきて，少しややこしくなってきました。私が知りたいのはカルペリチドの溶液やアムホテリシンBの溶液を生理食塩液と混合すると，なぜ沈殿が生じるかということなんですけど。

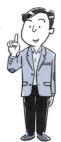

まあ，焦らないでください。基礎をきちんと理解すると，その知識や考え方はいろんな薬物に応用できるようになりますから。

わかりました。我慢します。

では，親水コロイドで沈殿が起こるメカニズム，疎水コロイドで沈殿が起こるメカニズムについて説明しましょう。

 ## 親水コロイドは塩析を起こします

親水コロイドというのは，コロイド粒子の表面が水の層（**水和層**）で覆われたかたちになっています。コロイド粒子の周りに水分子がまとわりついたよう

な状態をイメージしてください。水分子は部分的に電荷をもつため，帯電しているコロイド粒子に引き付けられて水和層ができるのです（図4）。

　親水コロイド溶液に生理食塩水のような電解質を加えてみましょう。高校の化学で習ったように，塩化ナトリウムを水に溶かすと$Na^+$と$Cl^-$は電離します。それぞれのイオンは水を引き付けて，「水和状態」となります。多量の電解質がコロイド溶液に加えられるとコロイド周囲の水和層の水も奪ってしまうので，コロイド粒子の電荷がむき出しの状態になります。コロイド粒子は電荷をもっているので，水ではなく電解質イオンと結合し，コロイド粒子は凝集し沈殿します（図4）。この現象を塩析といいます。

　塩析は食品を作るときにも応用されています。有名なのが豆腐です。豆腐の原料になる豆乳は大豆タンパク質が分散している親水コロイド溶液です。豆乳に「にがり」（塩化マグネシウム）を加えると，大豆タンパク質の水和層が脱水され固まって（凝集・沈殿して）豆腐ができあがります。

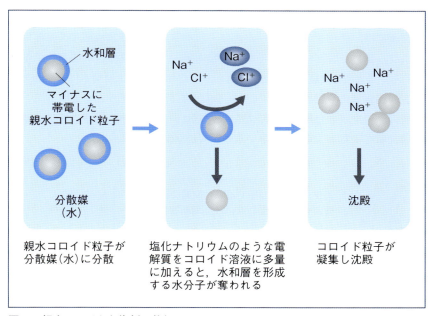

図4　親水コロイドと塩析の仕組み

## カルペリチドはどうなる？

　カルペリチドの溶解に話を進めましょう。添付文書の用法・用量には，カルペリチド1,000μgを注射用水5mLに溶解するよう指示されています。カルペリチドは分子量3,080のポリペプチドで，水溶液中では親水コロイド粒子となり分散していると考えられています。添付文書の適用上の注意をよく読むと「注射用水5mLに溶解した後であれば，24時間までは配合変化が起こらない」と書いてあります。ということは，24時間以上になるとカルペリチドは塩析を起こす可能性があるということになります。添付文書に書かれていませんが，カルペリチドを製造販売している製薬企業から，「カルペリチド注射液の調製は添付文書の「用法・用量」に従い，日本薬局方生理食塩液での直接溶解は避けてください」と，注意をうながすパンフレットも配布されています。

　カルペリチドは2014年1月から新しい製剤になりました。以前の製剤は日本薬局方注射用水10mLに溶解することとなっていましたが，改訂後の添付文書には注射用水5mLに溶解するように，となっています。また，以前の添付文書には，適用上の注意に「本剤は，日本薬局方生理食塩液での直接溶解により，塩析が確認されているので，日本薬局方生理食塩液での直接溶解は行わないこと」と記載されていましたが，今の製剤では注射用水に溶解してから生理食塩液に希釈すれば，24時間までは塩析が起こらなかったとして，改訂後の添付文書から削除されました。ただし，注射用水に溶かさずに，直接生理食塩水に溶かしてはいけないことは変わりません。

先生，カルペリチドは添付文書の調製方法をよく読んで従わないと，塩析を起こすことがある，ということですよね。

そのとおりです。そのほかにも，生理食塩液で塩析を起こす医薬品として，マクロライド系抗生物質のエリスロシン点滴静注用（エリスロマイシンラクトビオン酸塩）があります。

アムホテリシンBの注射液も塩析で沈殿が生じるのですか。

いいえ，別の理由で沈殿が生じるのですよ。それでは，注射用アムホテリシンBを生理食塩液で希釈した場合に沈殿が起こるメカニズムについて説明しましょう。

## 会合コロイドが沈殿するワケ

　注射用アムホテリシンB（ファンギゾン注射用）は生理食塩液などの電解質溶液で希釈すると沈殿が生じます。でも，先に説明した塩析ではないとしたら，いったいなぜでしょう。

　アムホテリシンBは水にほとんど溶けない難溶性の物質です。注射剤にはデスオキシコール酸ナトリウムという**界面活性剤**を加えることで，水に溶けるように工夫されています。界面活性剤は分子内に「**親油基**（水に溶けにくい部分）」と「**親水基**（水に溶けやすい部分）」の両方を持つ分子です。界面活性剤がある濃度（**臨界ミセル濃度**といいます）以上になると，親油基を内側に向け，親水基を水と接する外側に向けた集合体を作り，難溶性の薬物は界面活性剤の内側（親油基の側）に，くるまれるような状態で存在します。こういった集合体は**会合コロイド**（**ミセル**）とよばれています。

　アムホテリシンBはデスオキシコール酸ナトリウム（アニオン性界面活性剤）とミセルを形成することで，水に溶けた状態を保っています。ところが，この会合コロイドに生理食塩水のような電解質が加えられると，デスオキシコール酸と電解質が静電的に結合してしまうため，界面活性剤としての働きが弱くなってしまいます。そうするとミセルが維持できなくなるため，難溶性のアムホテリシンBは沈殿することになります。

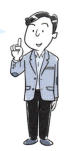

会合コロイドは親水コロイドの一部に分類されていますが、沈殿が起こるメカニズムがカルペリチドようなコロイドと違うことが理解できたでしょうか。

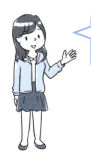

よくわかりませんが、界面活性剤は電解質に弱いんだな、ということがなんとなく理解できました。

弱いといういい方は科学的じゃないですが、違いがわかってもらえればいいでしょう。では、最後に疎水コロイドで起こる凝析のメカニズムについて説明しましょう。

## 疎水コロイドが凝析を起こすワケ

**疎水コロイド**は水和層を持たず、水との親和性が小さい粒子が分散したものです。粒子の表面はプラスかマイナスに（ただし、どれも同じ極に）帯電しています（**図5**）。溶液（分散媒）の中でコロイド粒子どうしが接近すると静電的反発力が生じるため、コロイド粒子は凝集せずに分散しています。このコロイド溶液に生理食塩液などの電解質を加えると、コロイド粒子表面の静電的反発力がなくなり（電荷が中和されるといいます）、もともと水に親和性が低いコロイド粒子は集まって大きな塊となり沈殿します。この現象を**凝析**といいます（図5）。

親水コロイドの塩析には、コロイド周囲の水和層を奪うために多量の電解質が必要ですが、疎水コロイドは水和層をもたないため、少量の電解質でも沈殿（凝析）が起こります。添付文書に記載はありませんが、鉄欠乏症貧血に使われる含糖酸化鉄注射液（フェジン静注）を生理食塩液で希釈すると凝析が起こるといわれています。

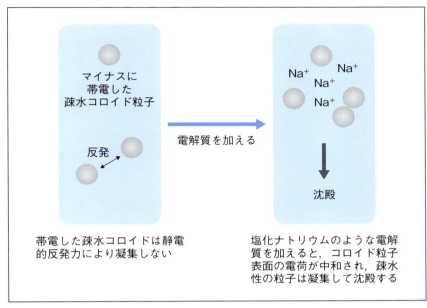

図5 疎水コロイド粒子と凝析の仕組み

先生，よくわかりました。わかったんですけど，いま挙げられた注射剤はどれも静脈注射用ですよね。静脈というか血液の中には電解質が多く含まれますから，どうやっても塩析や凝析が起こりそうな気がするんですが，どうなんでしょう。

静脈内に投与されたお薬は瞬時に希釈されます。コロイド粒子の濃度が低いと，粒子同士で塊を作ることができないので，沈殿は起こりにくいと考えればよいでしょう。

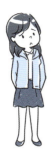

そういうことだったんですか。コロイド溶液になっているカルペリチドやアムホテリシンBを不注意で生理食塩液に溶解して沈殿したものを注射してしまったら……，考えるだけで怖いですね。

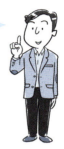

そのとおりです。ICUなどには緊急の患者さんが搬送されてくるのですから，医療事故につながる可能性はゼロではありません。

添付文書に記載されているから生理食塩液で希釈してはダメ，というレベルの知識では，医療事故はなくせないような気がします。

薬剤師として適切な薬学的管理（副作用モニターや配合変化チェックなど）を行うためには，物理や有機化学の基礎を十分に理解することが大切だということがわかってもらえましたか。

ありがとうございます。もっとまじめに勉強しておけばよかった。

 **まとめ**

- カルペリチドなどの「親水コロイド」になる注射薬は，多量の電解質溶液を加えるとコロイド粒子が凝集し沈殿する。この現象を「塩析」という。
- アムホテリシンBなど「会合コロイド（ミセル）」を形成する注射薬は，生理食塩液で希釈するとミセルを維持できなくなり沈殿する。
- 含糖酸化鉄注射液などの「疎水コロイド」を形成する薬は，生理食塩液を混合するとコロイド粒子が集まって大きな塊となり沈殿する。これを「凝析」という。

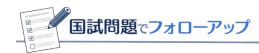

## 国試問題でフォローアップ

コロイド分散系についてわかりましたか。

いろいろなコトバや定義があって，まだ少しモヤモヤしています。

モヤモヤしたものが沈殿しないうちに試験問題を解いてスッキリしましょう。

そのままそっと沈殿させちゃダメですか。

---

**問1** コロイド分散系はどれか。1つ選べ。
1 赤血球浮遊液　　2 懸濁性点眼液　　3 5％ブドウ糖液
4 生理食塩液　　5 5％ポリソルベート80水溶液

（第99回試験問題より）

生理食塩液やブドウ糖液は溶解して透明だから分散系ではないし……。

あれあれ，分散系の分類を理解していないですね。おさらいしましょう。

　分散系は媒体に分散している粒子径により分類されるのでしたよね。塩化ナトリウムのようにイオンや分子の大きさが1nm以下の場合を「分子分散系」，粒子の大きさが1nm〜1μmのものを「コロイド分散系」，粒子の大きさが1μm以上のものを「粗大分散系」と分類しています。

　本文中には出てきませんが，懸濁性点眼液の粒子径は75μm以下とされていますから，コロイドより大きい粗大分散系になります。ということで，答えは5％ポリソルベート80水溶液。ポリソルベート80は非イオン性の界面活性剤です。5％は臨界ミセル濃度より十分に高いので，ミセルが生成し会合コロイドになっています。

**答え　5**

---

**問2**　エリスロマイシンラクトビオン酸塩注射液の調製に際して，バイアル中の粉末を生理食塩液ではなく，注射用水で溶解させてから使用することになっている。その理由として正しいのはどれか。1つ選べ。

1　食塩存在下では，エリスロマイシンの分解が促進され，力価が低下する。
2　生理食塩液では塩析が起こるので，エリスロマイシンを溶解させることができない。
3　生理食塩液は緩衝作用が弱いので，調製液のpHが大きく変動する。
4　$Na^+$がエリスロマイシンの溶解補助剤と配位結合し，不溶の複合体を作る。
5　$Cl^-$がエリスロマイシンと反応し，力価を低下させる。

（第97回試験問題より）

4 生理食塩水で溶かしてはいけない薬があるのはなぜ？

これはわかります。エリスロマイシンラクトビオン酸塩注射液は生理食塩液で直接希釈すると塩析が起こる可能性が高いので，注射用水に溶かしてから希釈するのでした。

そのとおりです。エリスロマイシンラクトビオン酸塩注射液は親水性コロイド溶液になるので，塩析を抑えるために，まず注射用水に溶かします。

答え　2

# 1章 薬の効き目を左右するのは物理・化学的な性質なんです

## 5 なんでこの注射は漏れると痛いんですか？

### 浸透圧比のカラクリ

「血管外漏出に注意すべき医薬品」のリストの中にフェニトインナトリウム注射液（アレビアチン注）があったものですから，何でだろうと思って添付文書を読んでみました。

何かわかりましたか。

「適用上の注意」の項に図1のような記載がありました。でも，添付文書には理由まで書いてなくて，よくわかりませんでした。

実は，フェニトイン注射剤の液性に問題があるのです。

液性，それはもしかしたら……

そう，物理のことがわかると薬の「なぜ」がわかる良い例ですから，ご説明しましょう。

### では添付文書を読んでいきましょう

　添付文書に「薬液が血管外に漏れると疼痛，発赤，腫脹等の炎症，壊死を起こすことがある」と書いてあるのは，フェニトインそのものの副作用ではありません。

　もう一度添付文書を見てみましょう。「組成・性状」の添加物，pH，浸透圧比のところを見てください（図2）。何か不思議に思いませんか。5mLのアンプルの中に，添加物としてプロピレングリコール，エタノール，pH調整剤などが含まれています。なぜ薬効成分以外にこんなにたくさんの添加物を加えなければならないのでしょう。

　そのうえ，この注射液のpHは12で強アルカリ性です。さらに，浸透圧比が約29ですから，見るからにいろいろ起きそうな注射液だと，うすうす感じますよね。

　さらに，添付文書の理化学的知見を見ると，水にほとんど溶けないという記載があります（図3）。

　フェニトインは弱酸性の薬物です。フェニトインを水に溶かすためには，水酸化ナトリウムでアルカリ性にして，さらにプロピレングリコール，エタノールを加える必要があります。その結果，フェニトイン注射液のpHは12，浸透圧比が29となるわけです。

---

(2)投与時
 1)静脈内注射に際しては、薬液が血管外に漏れると疼痛、発赤、腫脹等の炎症、壊死を起こすことがあるので、慎重に投与すること。

**図1　アレビアチン注（フェニトインナトリウム注射液）の「適用上の注意」（抜粋）**

■組成・性状

| 販売名 | アレビアチン注250mg |
|---|---|
| 成分・含量 | 1アンプル5mL中フェニトインをフェニトインナトリウムとして250mg |
| 添加物 | 1アンプル5mL中水酸化ナトリウム36.5mg、プロピレングリコール2mL、エタノール0.525mL、pH調節剤適量 |
| 剤形 | アンプル注射剤<br>アンプル内容物は無色澄明の液 |
| pH | 約12 |
| 浸透圧比 | 約29(生理食塩液に対する比) |

**図2** アレビアチン注(フェニトインナトリウム注射液)の「組成・性状」(抜粋)

性　状：白色の結晶性の粉末又は粒で、におい及び味はない。エタノール(95)又はアセトンにやや溶けにくく、ジエチルエーテルに溶けにくく、水にほとんど溶けない。水酸化ナトリウム試液に溶ける。

**図3** アレビアチン注(フェニトインナトリウム注射液)の「有効成分に関する理化学的知見」(抜粋)

う〜ん，なんかわかった気がするような，しないような……

強アルカリの人体への影響は覚えていますか。

はい，生化学で習った記憶があります。主にタンパク質が変性することで，いろいろと不具合が起きるんですよね。

そう，pHが高いアルカリ溶液の中では，タンパク質の塩基性アミノ酸が電荷を失い，立体構造が崩れるために変性を起こします。他にも原因はありますが，フェニトインナトリウム注射液のようにpHが高い注射液を投与すると，投与部位の周りの組織のタンパク質が変性し，疼痛，発赤，壊死などの原因になります。

だから，その注射液が血管にうまく入らずに，血管の周囲に漏れ出ると危険なんですね。pHについてはわかったのですが，浸透圧比が29だと，何がどうなるんでしょう？

ここで私が説明したかったのは，まさにそのことなのです！では，まず基礎の物理を復習しましょう。

うっ，ブツブツのできる基礎物理。

何か言いましたか？

## 「浸透圧」を思い出してみましょう

　浸透圧を説明する前に半透膜のことを復習しましょう。半透膜とは，一定の大きさ以下の分子やイオンを浸透させる膜のことです。2nm以下の穴が開いていて水分子しか通さない半透膜もあります。リン脂質でできた細胞膜はこの半透膜とよく似た性質を持っています。イオンのサイズは水分子よりも小さいので，この半透膜を通りそうですが，実際にはこれらのイオンは周囲の水と相互作用（水和といいます）をしていて，水よりも大きなサイズになっています。そのためイオンは半透膜を通りません。

　ここで，半透膜で仕切られた容器を考えてみましょう。この半透膜は水分子以上の分子は通さないものです。半透膜を挟んでAに0.9％ (w/v) の食塩水，Bに9％ (w/v) の食塩水が入っているとします（**図4**）。大ざっぱにいえば，細胞膜の内側がA，フェニトイン注射液がBといったところです。

　Aに比べてBの食塩濃度は10倍高いので$Na^+$イオンと$Cl^-$イオンは半透膜をいくらか通ってBからAに移動しそうですが，これらのイオンは水和して大きな分子になるため半透膜を通れません。

　一方，水分子は半透膜を通ってAの溶液からBの溶液に移動します。奇妙な現象ですが，水分子が移動することで最終的にAとBの食塩水の濃度は等しくなります。ここで，水分子が半透膜を浸透する力を浸透圧といいます。浸透圧は容器Aと容器Bの溶質の濃度差（正確にいうと「オスモル濃度の差」）が大きければ大きいほど，圧力は高くなります。

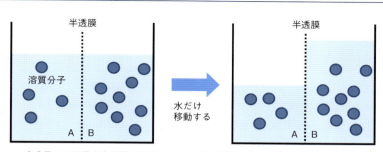

水分子のみを通す半透膜で仕切られたAとBの容器に異なる濃度で溶質を溶かす。
濃度がA＜Bの場合，水分子のみがAからBに移動する。
このときに水分子が半透膜を浸透する力を浸透圧という。

**図4　浸透圧の仕組み**

細胞膜のような半透膜があると，Aが濃くなることで濃度が均一になるのではなく，Bが薄くなるように水が移動するということですね。
　ところで，今のは「浸透圧」のお話ですよね。添付文書に書いてある「浸透圧比」とはどう違うのですか。

鋭いですね。浸透圧比とは，添付文書の記載にあるように，生理食塩液の浸透圧を1としたときの注射液の浸透圧のことをいいます。先の実験でいうと，BはAの濃度の10倍ですから，Aを1としたときのBの浸透圧比は10ということになります。
　フェイトイン注射液の場合，浸透圧比が約29，つまり生理食塩水の29倍ですから，すごく浸透圧が高い溶液だということになります。

それが添付文書の記載とどう関係してくるのか，もう少し詳しく教えてください。

では，血液の浸透圧と生理食塩水，医薬品の浸透圧を理解しましょう。

生理食塩水と血液の浸透圧を理解しましょう

　少しややこしくなりますが，まず，浸透圧を表す単位について説明しましょう。浸透圧は圧力なので，古くはmmHgなど気圧の単位で表わされていました。でも，溶液に溶けている溶質の濃度で考えたほうが現実的なので，今は「オスモル」(Osm) または「ミリオスモル」(mOsm) という単位が使われています。

　水1kg中に非電解質の溶質が1モル溶けている溶液を1オスモル濃度 (1 Osm/kg) と表わします。実際には水1L中の溶質の濃度を用いたほうがわかりやすいので，1 Osm/Lが用いられます。前者を重量オスモル濃度，後者を容量オスモル濃度と呼んでいます。

　さて，オスモル濃度は，溶液に溶けている溶質の「化学種の数」を表わしていて，溶質の「重量」ではありません。分子量が大きくても小さくても関係ないのです。完全に解離（イオンに分かれること）する塩が水に溶けていたときには，それぞれのイオンの総和がオスモル濃度になります。例えば，NaClは水の中でほぼ解離しますので，$Na^+$イオンと$Cl^-$イオンの総和がオスモル濃度になります。ですから，NaClのモル濃度を2倍すればオスモル濃度になります。

　それでは，生理食塩水の浸透圧を計算してみましょう。生理食塩液はNaClが0.9％の溶液です（1Lの水に9gのNaClを溶かしたもの）。このときの浸透圧は，9/58.5（NaClの分子量）×2（NaイオンとClイオンに分かれるため）と計算できますので，0.308 Osm/L = 308mOsm/Lとなります。実際にはこの値の93％が，実測した浸透圧になることがわかっていますので，308×0.93 = 286mOsm/Lになります。ちなみに，非電解質（解離しない）である5％ブドウ糖溶液の浸透圧は278mOsm/Lになります。

　それでは，血液の浸透圧を計算してみましょう。血液には，NaClなどの無機塩類のほか，血球（赤血球，白血球，血小板など），血清タンパク質（アルブミン，免疫グロブリン）などが含まれています。このうち，浸透圧に大きく関与しているものは，濃度の高いNaCl，KClのそれぞれのイオン，血液中のグルコース，血中尿素窒素（BUN）です。

　これらを合わせた血液中濃度をオスモル濃度に換算すると285mOsm/Lになります。これが血液の浸透圧です。組織の細胞間液や細胞の中は，無機塩

類の組成は異なりますが、おおよそ血液の浸透圧と等しく、バランスが保たれています。生理食塩水や5％ブドウ糖液は血液の浸透圧とほぼ同じなので、輸液として使いやすいのです。ちなみに、注射液や点眼液の「等張化」とは、生体内の浸透圧と等しくすることをいいます。

## 浸透圧比が29もあるということは

　フェニトイン注射液の浸透圧比に戻りましょう。その値は約29ですから、浸透圧は生理食塩水の浸透圧（286mOsm/L）×29 = 8,294mOsm/Lとなります。この注射液が血液中に投与されて、瞬間的に血液で希釈されればあまり問題はないのですが、針先が血管周囲の組織に入り、注射液が漏れたらどうなるでしょう。浸透圧の差によって、細胞から細胞の外に水分が浸透し、細胞が死んでしまうかもしれません。添付文書の適用上の注意に書いてある「薬液が血管外に漏れると疼痛、発赤、腫脹などの炎症、壊死を起こすことがあるので、慎重に投与すること」の理由は、この浸透圧比の高さと考えてよいでしょう。

物理化学の講義で教わったことが、臨床とつながったような感じです。フェニトインは水への溶解度がとても低く、それを注射剤にするためにpHをアルカリにして、さらにいろいろな添加剤も加えなくてはいけなかったので、浸透圧比も高くなったと。その結果、投与時に注意が必要だと添付文書に書かれることになったわけですね。

薬学ではいろんな科学を学びますが、どれもが臨床の業務や医薬品の開発に直結しているのです。臨床現場に出たとたんにすっかり抜け落ちてしまっては困ります。

先生……，フェニトインの浸透圧なみに高いプレッシャーです。

つい力が入ってしまいました。では，最後に血管外漏出に注意すべき医薬品をあげておきましょう（表）。これらの医薬品がなぜ投与に注意すべきなのか，医師，看護師，検査技師の方々などに物理的，化学的に説明できるのは薬剤師だということを忘れないでくださいね。

## まとめ

- 「浸透圧比」とは，生理食塩水の浸透圧を1としたときの注射液の浸透圧のことである。
- フェニトインナトリウム注射液のように，薬効成分を溶かすためにpHをアルカリ性にしたり，浸透圧比を高くすることがある。
- pHや浸透圧比が高い注射液が血管外に漏れると，疼痛，発赤，炎症，壊死を起こすことがある。それは，pHが高いとタンパク質が変成したり，浸透圧が高いと細胞内から水が浸透し，細胞に損傷を与えるからである。

### 表　血管外漏出に注意すべき医薬品（抗がん薬を除く）

| 1　高浸透圧の製剤 | |
|---|---|
| 販売名（一般名） | 浸透圧比 |
| アミノレバン点滴静注（肝不全用アミノ酸製剤） | 3 |
| アルギニン点滴静注（L-アルギニン塩酸塩） | 3 |
| アレビアチン注（フェニトインナトリウム） | 29 |
| イオパミロン注（イオパミドール） | 3〜4 |
| グリセオール注（濃グリセリン・果糖） | 7 |
| スルバシリン静注用（スルバクタムナトリウム・アンピシリンナトリウム配合剤） | 4〜5 |
| ビーフリード輸液（アミノ酸・糖・電解質・ビタミン） | 3（混合時） |
| マンニットール注射液（D-マンニトール） | 5 |
| メイロン静注（炭酸水素ナトリウム） | 5 |
| ホリゾン注射液（ジアゼパム） | 27 |
| ロヒプノール静注用（フルニトラゼパム） | 25 |
| フルオレサイト静注（フルオレセイン） | 2〜3 |
| 2　強アルカリ性の製剤 | |
| 販売名（一般名） | pH |
| 注射用アイオナールナトリウム（セコバルビタールナトリウム） | 9.7〜11 |
| アシクロビン点滴静注（アシクロビル） | 10〜11 |
| アレビアチン注（フェニトインナトリウム） | 約12 |
| オメプラール注用（オメプラゾールナトリウム） | 9.5〜11 |
| ゾビラックス点滴静注用（アシクロビル） | 約10.4 |
| ダイアモックス注射用（アセタゾラミドナトリウム） | 9〜10 |
| タケプロン静注用（ランソプラゾール） | 10.6〜11.3 |
| デノシン点滴静注用（ガンシクロビル） | 10.8〜11.4 |
| ネオフィリン注（アミノフィリン） | 8.0〜10 |
| ノーベルバール静注用（フェノバルビタールナトリウム） | 9.2〜10.2 |
| 静注用フローラン（エポプロステノール） | 11.7〜12.3 |
| ラボナール注射用（日局チオペンタールナトリウム） | 10.2〜11.2 |

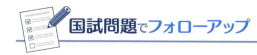

今回の話は浸透圧でした。医薬品を扱ううえで浸透圧が大切だということが，理解できたかテストしましょう。

こういうのもプレッシャーですね。

**問 1** 希薄溶液の束一的性質で<u>ない</u>のはどれか。1 つ選べ。
1 蒸気圧降下　　2 凝固点降下　　3 沸点上昇
4 表面張力低下　5 浸透圧

（第 97 回試験問題より）

蒸気圧降下，凝固点降下，沸点上昇，そして浸透圧は溶質のモル濃度に比例する，って物理で習いました。ところで，束一的性質ってなんですか。

束一的性質とは，溶液の中に存在する溶質の種類ではなくて，溶質粒子の数（分子数＋イオン数）に依存する溶液の性質を意味します。ですから，その 4 つは束一的性質だといえますね。ただし，これが成り立つのは理想容積や十分な希薄溶液だということを念頭に置いてください
　これに対し表面張力は束一性とは関係なく，溶媒の極性と分子間力に関係した物理量です。バラバラにならないでお互いに引き合って集まろうとする力で，水分子は引き合って集団でいるときのほうが安定なのですよ。

**答え　4**

**問2** 20%ブドウ糖液を調製して，末梢静脈から点滴投与する注射処方せんが発行された。薬剤師は高浸透圧による静脈炎が発生する可能性があると判断し，処方医に疑義照会した。20%ブドウ糖液の血漿に対する浸透圧比として最も近いものはどれか。1つ選べ。なお，血漿の浸透圧を290 mOsm/Lとし，ブドウ糖の分子量は180とする。

**1** 2.1　　**2** 2.6　　**3** 3.2　　**4** 3.8　　**5** 4.2

（第100回試験問題より）

疑義照会の問題かと思ったら計算問題でした……。

固まってしまいましたね。では助太刀して20%ブトウ糖の浸透圧を求めてみましょう。浸透圧は溶液中のイオンや分子の総モル数を表すもので，通常1mol/L＝1osmol/L(Osm)となります。
　20%ブドウ糖溶液は200g/Lですから，200/180＝1.111 Osm/L（1,111mOsm/L）になります。血漿の浸透圧が290 mOsm/Lなので，浸透圧比は1,111/290＝3.83です。

**答え　4**

せっかく問題には疑義照会と書いてあるので，どう照会すればよいのかも考えてみましょう。

そっちなら得意です。治療の目的にもよりますが，静脈炎が起こらないように，血管外漏出に注意してゆっくり静注するとか，あるいは，なるべく血漿浸透圧に近くなるよう注射液を調製することが必要なことを伝えればよいと思います。

そのとおりです。よくできました。

1章 薬の効き目を左右するのは物理・化学的な性質なんです

# 6 胃内のpHが変わると薬の効き目が変わる？！

## 酸塩基平衡と溶解度

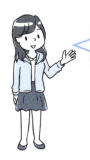

先生，アタザナビル硫酸塩（レイアタッツ）はオメプラゾールと併用禁忌なんですね。

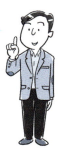

そうです。HIVプロテアーゼ阻害薬のアタザナビル硫酸塩はプロトンポンプ阻害薬（PPI）であるオメプラゾールとは併用禁忌になっています。

なぜですか？

PPIは胃内の酸性度を低くする（pHを高くする）働きがありますよね。アタザナビルの効き目は胃内のpHの影響を大きく受けるからです。

そうなんですか。もう少し詳しく説明してください。

| プロトンポンプ阻害剤<br>オメプラゾール等 | 本剤とこれら薬剤の併用により，血中濃度が低下し，本剤の効果が減弱するおそれがある。 | 本剤の溶解性がpHに依存することから，胃酸分泌抑制により本剤の吸収が抑制されるおそれがある。 |
|---|---|---|

**図1** レイアタッツカプセル（アタザナビル硫酸塩カプセル）の「併用禁忌」（抜粋）

　アタザナビル硫酸塩カプセル200mg（レイアタッツカプセル）の添付文書の「相互作用」を見てみましょう（図1）。

　確かに，PPIとは併用禁忌になっていますね。その機序としてアタザナビル硫酸塩の溶解性がpHに依存する，とありますが，この点について詳しく説明しましょう。

　弱酸性薬物や弱塩基性薬物は水溶液中で分子形（非イオン形）とイオン形分子の間をいったりきたりしています。一般に，**イオン形**は分子形に比べて水溶液に溶けやすい性質があります。そのため，イオン形が多くなるpHの溶液では**溶解度**が高くなりますし，**分子形**が多くなるpHの溶液だと溶解度は低くなります。分子形とイオン形の割合は水溶液の液性（pH）によって変化することは物理で勉強しましたよね。

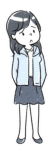

なんか物理化学で勉強したような気がしますが，はっきりいって数式が得意じゃないので……。

うーむ，ではこの機会に復習しましょうか。

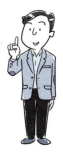

数式が出てきますか？

わかりました。数式なしでやりましょう。

## 薬物が水に溶けている状態をイメージしましょう

**弱酸性薬物**，**弱塩基性薬物**は水溶液中で図2のような平衡関係にあります。

HAとA⁻は，それぞれ弱酸性薬物の「分子形」と「イオン形」，BとBH⁺は弱塩基性薬物の「分子形」と「イオン形」を表します。H⁺は水素イオン濃度*），$Ka$は「**酸解離定数**」と呼ばれ，薬物分子からの水素イオンの離れやすさを表す定数で，その薬物に固有の値です。

水溶液中の分子形とイオン形の割合がpHによってどのように変化するかが想像できるでしょうか。平衡式を見てください。弱酸性薬物を水に溶かして塩酸などの酸を加えると，H⁺の濃度が高くなりますから，平衡は左に移動します。すなわち，液性が酸性側に傾くと分子形の割合が増えて，イオン形の割合が減ります。逆に水酸化ナトリウムのようなアルカリ溶液を加えてH⁺を中和するとH⁺の濃度は低くなりますので，平衡は右に移動します。分子形が減りイオン形が増えるということです。弱塩基性薬物も同じように考えるこ

$$（弱酸性薬物） \quad HA \underset{}{\overset{Ka}{\rightleftarrows}} A^- + H^+$$

$$（弱塩基性薬物） \quad BH^+ \underset{}{\overset{Ka}{\rightleftarrows}} B + H^+$$

**図2　弱酸性・弱塩基性薬物の水溶液中の平衡状態**

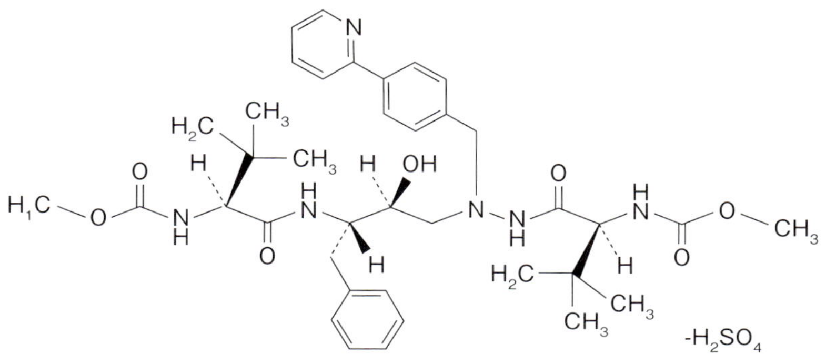

**図3　アタザナビル硫酸塩の構造式**

とができます。

　アタザナビルで考えてみましょう。**図3**はアタザナビル硫酸塩の化学構造式です。アタザナビルの構造の中にH$^+$を比較的受け取りやすい窒素が含まれています。そのため、アタザナビルは生体内では弱塩基性薬物として作用します。

　アタザナビルの硫酸塩では、塩基性を示す窒素原子にH$^+$が結合したイオン形（カチオン）になっているので水に溶けやすくなります。1章-1で説明したように、これはアタザナビルを水に溶けやすくするための工夫ですね。溶解度を説明するにあたり、このあと、薬効成分をアタナザビル、図2のBH$^+$をアタナザビルのイオン形、Bをアタナザビルの分子形と考えることにします。

　いま、このアタザナビル硫酸塩の水溶液のH$^+$濃度を高くしていく（pHが低くなる）と、図2の平衡は左にずれ、アタナザビルのイオン形（BH$^+$）が増えます。一方、水溶液をアルカリ性にする（pHを高くする）と図2の平衡は右にずれ、水溶液中ではアタナザビルの分子形が増えます。

　さて、溶解度はどうなるのでしょうか。アタナザビルのイオン形のほうが分子形に比べて溶けやすいので、アタナザビルは酸性溶液で溶けやすく、アルカリ性の溶液で溶けにくくなると予想されます。

　もう少し、定量的に考えてみましょう。一般に弱酸性薬物と弱塩基性薬物の水溶液中での溶解度（$C_S$）は、酸塩基平衡の理論から**図4**のように表わされます。

(酸性薬物)　　$C_S = C_0 (1 + 10^{pH-pKa})$

(塩基性薬物)　$C_S = C_0 (1 + 10^{pKa-pH})$

**図4　酸性・塩基性薬物の溶解度を求める式**

### コラム　pHとpKaのおさらい

pHとpKaについておさらいしておきましょう。水溶液中の水素イオンH$^+$は，通常，水と水和してはヒドロニウムイオンH$_3$O$^+$を形成していますが，ここでは物理的な視点からpHと酸塩基平衡の関係を考えたいので，H$^+$と表記します。

さて，pHとは水素イオン濃度[H$^+$]を対数によって表わした値であることは覚えていますか。

　　pH $= -\log$[H$^+$]

pHの値が1違うと，水素イオン濃度は10倍違うことになります。水素イオン濃度が0.1モルのときがpH $= 1$，水素イオン濃度が10$^{-13}$モルのときはpH $= 13$になります。pH $= 7$が中性で，それよりもpHの値が小さければ酸性が強くなり，大きければアルカリ性が強くなります。

身の回りの物を例にあげれば，レモン果汁のpHは約2と強い酸性です。酸っぱいという漢字には「酸」があてられていますよね。酸性のものの多くは酸っぱく感じます。

一方，家庭用の塩素系漂白剤のpHは約13.5で，非常に強いアルカリ性です。血漿のpHは7.4，胃内のpHは1～2，細胞内のpHは7.0，尿のpHは4.6～7.0です。このように体の部位によってpHは異なります。

本文中にも出てきた「Ka」も，pHと同じように対数のマイナス値をとってpKaで表わします。

　　pKa $= -\log$Ka

化学の領域ではKaが大きい(pKaが小さい)薬物は酸性度が大きい薬物，逆にKaが小さい(pKaが大きい)薬物は酸性度が低い薬物といいます。

数式が出てきたじゃないですか！

まあまあ、これを解けとはいいませんから、こういう計算の仕方なんだな、ということだけ理解して、あとはグラフのほうで見ていきましょう。

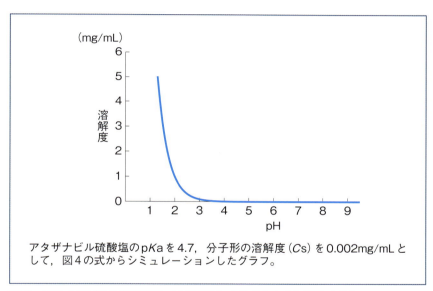

アタザナビル硫酸塩のp$K$aを4.7，分子形の溶解度（$C$s）を0.002mg/mLとして，図4の式からシミュレーションしたグラフ。

**図5　アタナザビルの溶解度はpHの変化によりどのように変化するか**

　ここで$C_0$は分子形の溶解度を表します。アタザナビルの場合，図3からpH＝7以上で分子形の割合がほぼ100％になっていますので，アルカリ側での溶解度が分子形の溶解度になります。インタビューフォームからデータを抜き出して，p$K$a＝4.7，$C_0$＝0.002mg/mL（pHが7以上のときのアタザナビル硫酸塩の溶解度を用いています）を入力して溶解度をシミュレーションしてみましょう。**図5**がシミュレーションの結果です。溶液のpHが上昇する

につれて溶解度が激減することがわかりますね。アタザナビル硫酸塩はアルカリ溶液に非常に溶けにくいのです。

　実際にアタザナビル硫酸塩カプセル1カプセル（アタザナビルとして150mg）をコップ1杯の水100mLで飲んだときを考えてみます。カプセルが崩壊し胃の中でアタザナビル硫酸塩すべてが溶解すれば，その濃度は1.5mg/mLになります。胃内のpHは1～2なので，図5の溶解度曲線からわかるように，アタザナビル硫酸塩の大部分が胃内では溶けていると考えられます。ところが，オメプラゾールのようなPPIと一緒に飲むとどのような変化が起こるのでしょうか。オメプラゾールの作用によって胃酸の分泌が抑えられ胃内のpHが上昇します。実際に胃内のpHを測定した結果があります。オメプラゾール20mg服用後の胃内pHは平均4.6にまで上昇します。さらに，胃内pHが3以上をキープする時間は18～20時間持続するようです。pHが3以上になるとアタザナビル硫酸塩の溶解度はpHが2のときの1/10以下になります。これがPPIとの併用によってアタザナビル硫酸塩の溶解度が著しく低下する理由です。

先生，pHによってアタザナビル硫酸塩の溶解度が変化することはわかりましたが，それが血中濃度にまで影響して，効果が低下するのはなぜですか。

たいへんよい質問です。ここから先は薬物動態学の領域になるのですが，とても大切なことなので簡単に説明しましょう。

## なぜ胃内のpHが薬の吸収にまで影響するんでしょう

　薬物は胃からはほとんど吸収されず，主に小腸から吸収されます。したがって，薬物が体内に吸収されるためには，溶けた状態で小腸の中に存在してい

なければなりません。アタザナビル硫酸塩が胃で溶解していれば，小腸に移動したアタザナビルは体内へと吸収されるでしょう。ところが，オメプラゾールを併用すると胃内のpHが上昇するため，アタザナビル硫酸塩は胃で溶けずに小腸に移動すると考えられます。これがオメプラゾールを併用すると「血中濃度が低下し，本剤の効果が減弱するおそれがある」と添付文書に書かれている理由です。ちなみに，アタザナビル（1日1回400mg）の血中濃度は，オメプラゾール（1日1回40mg）を併用すると，併用していないときのAUC（血中濃度時間曲線下面積）に比較して，約6％にまで低下することが添付文書に記載されています。図6は，9名の健常成人にオメプラゾールと同じPPIのランソプラゾールを併用投与したときの，アタザナビルの血中濃度変化を示したものです。ランソプラゾール併用時のアタザナビルの血中濃度は，ランソプラゾールを併用していないときに比べて劇的に低下しています。これでは飲まないも同然ですね。

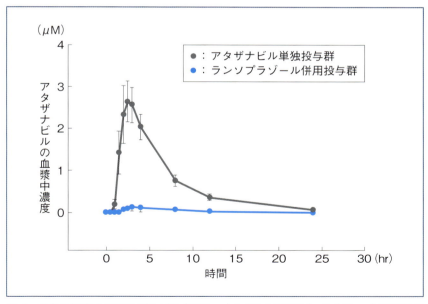

**図6　9名の健常人にアタザナビル（400mg）とランソプラゾール（60mg）併用投与後の血漿中アタザナビル濃度推移**

〔Tomilo DL, et al：Pharmacotherapy, 26（3）：341-346, 2006〕

そのほかにも、薬の効き方は「体内での物理化学的な相互作用」によって大きく変化します。たとえば、アルミニウムやマグネシウムを含む医薬品や、牛乳に豊富に含まれるカルシウムなどと一緒に服用すると不溶性のキレートをつくり、吸収が抑えられる薬があります。

知っています。ノルフロキサシン、エノキサシン、シプロフルキサシンのようなニューキノロン系抗菌薬が有名ですよね。あと、セフジニルは硫酸第一鉄とキレートを形成して、吸収が抑制されます。

よく勉強しているじゃないですか。

はい、でも胃内のpHが変わって溶解度が低下し、結果として血中濃度に影響するような薬物があるとは。気をつけないといけませんね。

共有結合の話（1章-2）で出てきた、オメプラゾールの作用機序も参考に、今回の話を復習してみてください。

## まとめ

- HIVプロテアーゼ阻害薬のアタザナビルはプロトンポンプ阻害薬との併用で血中濃度が著しく低下する。その原因は、プロトンポンプ阻害薬によって胃内のpHが上がり、アタザナビルの「溶解度」が低下するためである。

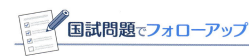

今回の話で，弱酸性薬物や弱塩基性薬物のpHによる溶解度の変化を理解できたでしょうか。

pHによって分子形とイオン形の割合が変わって溶解度が変化することは理解できました。

実際に計算してみないと本当に理解したかわからないところですから，薬剤師国試の問題も計算問題にしてみましたよ。

**問1** p$K$a＝5.2の1価の弱酸性薬物水溶液に関する記述のうち，正しいものはどれか。1つ選べ。ただし，イオン形薬物は全て溶解するものとする。

1　pH 5.2の溶液中では，分子形の薬物のみが存在する。
2　pH 7.2の溶液中では，イオン形薬物分率は約1％である。
3　pH 6.2における溶解度は，pH 5.2と比較して約10倍である。
4　pH 7.2における溶解度は，pH 5.2と比較して約50倍である。
5　pH 7.2における溶解度は，pH 5.2と比較して約100倍である。

（第99回試験問題より）

この問題はできそうです。まず，選択肢1は間違っています。pH＝p$K$aのとき，分子形とイオン形の濃度は等しくなるんでした。それに，この薬物は弱酸性と書いてありますから，pHがアルカリ性になるとイオン形が増えるはずなので，選択肢2も間違い。選択肢3〜5は実際に計算してみないとちょっと……。

では助け船を出しましょう。図4の弱酸性薬物の溶解度の式を思い出してください。
$C_s = C_0(1 + 10^{pH-pKa})$
$= C_0 + C_0 \times 10^{pH-pKa}$
＝分子形の溶解度＋イオン形の溶解度
ということです。つまり，分子形1に対してイオン形の溶解度は$10^{pH-pKa}$倍になります。
 pH＝p$K$aのとき，[分子形の溶解度]：[イオン形の溶解度]
    ＝1：1
 pH＝6.2のとき，[分子形の溶解度]：[イオン形の溶解度]
    ＝1：10
 pH＝7.2のとき，[分子形の溶解度]：[イオン形の溶解度]
    ＝1：100
になります。pH＝5.2のときの溶解度にくらべて，pH 6.2のときの溶解度は11/2 ＝ 5.5倍，pH 7.2のときの溶解度は101/2 ＝ 50.5倍になります。ですから，3〜5のうち4が正しいことになります。

**答え　4**

---

**問2** アセタゾラミドは，$HCO_3^-$と$H_2CO_3$の濃度バランスを変化させることにより，アシドーシスを引き起こすと考えられている。血漿のpHが7.4であるとき，血漿中の$HCO_3^-$の濃度は$H_2CO_3$の何倍か。最も近い値を1つ選べ。

ただし，$H_2CO_3$は，以下の式に従って解離し，そのp$K$aは6.1とする。また，$\log_{10}2 = 0.3$，$\log_{10}3 = 0.48$とする。

$H_2CO_3 \rightleftarrows H^+ + HCO_3^-$

**1** 0.05　　**2** 1.3　　**3** 10　　**4** 13　　**5** 20

（第97回試験問題より）

これは物理の問題ですか？ 対数が出てくると何がなんだか。

だいじょうぶですよ。問題の視点が少し変わっただけで，問1と同じ考え方で解けます。
　［イオン形］/［分子形］＝ $10^{pH-pKa}$ ＝ $10^{7.4-6.1}$ ＝ $10^{1.3}$ となります。
　あとはlogの算数です。$\log_{10}2 = 0.3$なので，$10^{1.3} = 10 \times 10^{0.3} = 10 \times 2 = 20$
　つまり，血漿中の$HCO_3^-$の濃度は$H_2CO_3$の20倍になります。

答え　5

# 1章 薬の効き目を左右するのは物理・化学的な性質なんです

## 7 分配係数ってそんなに大切なの？

### 分配係数と生体膜透過

添付文書の最後にある「有効成分に関する理化学的所見」って大切なんですか。

薬の化学や物性に関する情報が簡潔に記されています。薬学を学んだ者にしかわからない重要な情報が隠されているのですよ。すべて理解できますか。

それが，実は先日，後輩から質問されて困ったことがあったんです。

おやおや。

アファチニブマレイン酸塩錠（ジオトリフ錠）の添付文書を見ていたら，分配係数として log *P* という値と log *D* という値がのっていて（図1），後輩から「これはどういうことですか」と聞かれたんですけど……。

答えられましたか。

分配係数：log P=4.7（pH9以上）、log D=3.8（pH7.4）

**図1** ジオトリフ錠（アファチニブマレイン酸塩錠）の「有効成分に関する理化学的知見」（抜粋）

融　点：150℃ ± 2℃
分配係数：logD（pH7.4）＝logP＝1.7

**図2** ジャディアンス錠（エンパグリフロジン錠）の「有効成分に関する理化学的知見」（抜粋）

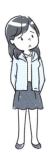

いいえ，まったく何のことだかわからなくて恥ずかしい思いをしました。よく，分配係数の値が大きい薬物は油に溶けやすくて，小さい薬物は油より水に溶けやすいといいますから，それは知っていたんですが，なんで分配係数が2つもあるんだか……。

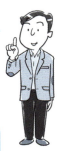

log $P$ と log $D$ の違いですね。では逆に質問。選択的SGLT2阻害薬のエンパグリフロジン錠（ジャディアンス錠）の添付文書に記載されている分配係数は log $P$ と log $D$ が同じです（図2）が，これはどういう意味でしょうか。

先生もけっこう意地悪ですね。わからないから聞きにきたんです，ちゃんと教えてください。ついでに分配係数はどんなことに使えるのかも教えていただけると，後輩を見返してやることができます。

ずいぶん不純な動機ですが，それでは分配係数から説明しましょうか。

### 分配係数って何だ？

## 1. まずPとは

分配係数（$P$；permeability coefficientの略号）とは，互いに混ざり合わない油相と水相に分配している薬物の濃度比のことです。図3のような式で表します。

油相と水相に薬物が同じ濃度で分配しているとき，分配係数（$P$）は1になります。

$P > 1$ となる薬物は，水相に比べて油相に溶けやすいことを示しています。このような薬物を「脂溶性（あるいは疎水性）薬物」と呼んでいます。

逆に $P < 1$ となる薬物は水相に溶けやすい薬物ですから「水溶性薬物」と呼んでいます。油相にほとんど溶けない水溶性の高い薬物の場合，$P$の値は0になり，逆に油相にしか溶けない脂溶性の高い薬物の場合，$P$は無限大の値になります。これだと数値の範囲が大きすぎて取り扱いが不便ですよね。そのため，分配係数の対数値をとって $\log P$ で表わすことがあります。

## 2. ではDとは

もうひとつ，添付文書に記載されている分配係数 $D$ (distribution coefficientの略号)とは，水溶液中での解離平衡を考慮した値のことです。弱酸性薬物と弱塩基性薬物は，水のpHに依存して分子形とイオン形に解離します（1章-6参照）ので，分配係数（$D$）は図4のように表わすことができます。

分子形は油相に溶けやすい性質をもちますが，イオン形薬物は油にほとんど溶けません。したがって，水相から油相に分配するのは分子形薬物のみと仮定します。ここで，$P$を真の分配係数，$D$を見かけの分配係数と呼ぶことがあ

$$\text{分配係数}(P) = \frac{[\text{油相中の分子形薬物濃度}]}{[\text{水相中の分子形薬物濃度}]}$$

**図3　分配係数（$P$）の求め方**

$$\text{分配係数}(D) = \frac{[\text{油相中の分子形薬物濃度}]}{[\text{水相中の分子形薬物濃度}] + [\text{水相中のイオン形薬物濃度}]}$$

図4　分配係数($D$)の求め方

（弱酸性薬物）　　$D = P / (1 + 10^{pH-pKa})$　　　(1)
　　　　　　　　　$\log D = \log P - \log(1 + 10^{pH-pKa})$

（弱塩基性薬物）　$D = P / (1 + 10^{pKa-pH})$　　　(2)
　　　　　　　　　$\log D = \log P - \log(1 + 10^{pKa-pH})$

図5　$D$と$P$の関係を表わす式

ります。酸塩基平衡で説明したように，分子形とイオン形の割合は薬物のpKaと水溶液のpHから計算できますので，$P$と$D$の関係は図5のようになります。

うわ，数式が出た！

しょうがないですね，では，説明だけ読んでください。

アファチニブマレイン酸塩（図6）の $\log P$ の値から $\log D$ を求めてみましょう。インタビューフォームに書かれている $\log P = 9.7$, pKa = 8.2, pH = 7.4 の値を図5の式(2)にあてはめて $\log D$ を求めると3.84になります。これは添付文書に記載されている $\log D$（pH=7.4）にピッタリです。

**図6** アファチニブマレイン酸塩錠（ジオトリフ錠）の構造式

わかりましたか？

そういう計算の仕方なんだなあ、ということは記憶にとどめるよう心がけます。

なんだか政治家の答弁みたいですよ。

## 試しに分配係数を求めてみましょう

　ここでバーチャル実験をしてみましょう。図7の実験と結果から薬物AとBの物性（分配係数とp$K$a）を推定してください。

　薬物Aは弱酸性薬物なので酸性の溶液では分子形が多く、薬物Bは弱塩基性薬物なのでアルカリ性の溶液で分子形が多いですよね。そうすると、真の分配係数$P$（図8）は、薬物Aの場合pH = 1から、薬物BではpH = 10から求めることができます。つまり……、

[実験法]

弱酸性薬物Aと弱塩基性薬物Bの物性を測定する目的で，濃度が$50\mu$mol/L（$\mu$M）になるように種々のpHの水溶液を調整する。それぞれのチューブにn-オクタノール5mLを加え10分間ミキサーで激しく撹拌後，水相（種々のpHの水溶液）と油相（n-オクタノール）を完全に分離するため，各チューブを1,000gで5分間遠心分離する。その後，油相が混入しないように水相を慎重に採取し，高速液体クロマトグラフィー法で水相中の薬物を定量する。

[結果]

薬物AとBの水相中の濃度は，以下に示すようにpHに依存して変化した。

| 水相のpH | 1 | 2 | 3 | 4 | 5 | 6 | 7 | 8 | 9 | 10 |
|---|---|---|---|---|---|---|---|---|---|---|
| 薬物Aの濃度（$\mu$M） | 5.0 | 5.0 | 5.4 | 9.1 | 27.5 | 45.9 | 49.6 | 50.0 | 50.0 | 50.0 |
| 薬物Bの濃度（$\mu$M） | 50.0 | 49.5 | 45.5 | 25.3 | 5.0 | 0.99 | 0.55 | 0.51 | 0.5 | 0.5 |

図7 バーチャル実験とその結果

$$\text{真の分配係数}(P) = \frac{[\text{分子形}]_{\text{n-オクタノール}}}{[\text{分子形}]_{\text{水溶液}}}$$

図8 真の分配係数（$P$）の計算式

　薬物Aは，pH = 1の水相中の薬物濃度が$5\mu$M，油相と水相中の薬物濃度の合計は$50\mu$Mなので，薬物Aの真の分配係数は$P = (50 - 5)/5 = 9$になります。

　薬物Bは，pH = 10の水相中の薬物濃度が$0.5\mu$Mなので，薬物Aの真の分配係数は$P = (50 - 0.5)/0.5 = 99$になります。

先生，かなりおなかがいっぱいです。

まだまだ，きょうはフルコースですよ。

### 続いて pKa を求めてみましょう

　pKaの値はどのように求めたらよいのでしょうか。もう一度，図5の(1)式と(2)式を見てください。弱酸性薬物も弱塩基性薬物も，pH = pKaのとき，みかけの分配係数$D$の値は真の分配係数$P$の半分になることがわかります。

　薬物Aの場合，見かけの分配係数$D$は9/2 = 4.5，薬物Bは$D$ = 99/2 = 49.5です。水相の濃度を$x$とすると，見かけの分配係数$D = (50-x)/x$となるので，ここから$x$を求めて図7中の表の値と照合します。この方法でpKaを求めると，薬物AはpKa = 4，薬物BはpKa = 6になります。

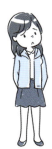

先生，デザートはまだですか？

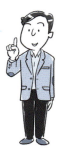

おお，そうでした。では，デザートにエンパグリフロジンの問題を考えることにしましょう。エンパグリフロジンはlog $P$もlog $D$も同じ値でしたね。というのも，この薬物は水相で解離しないので分配係数の値は1つしかないのです。

## 7 分配係数ってそんなに大切なの？

### ここまでして，分配係数は何に使うんですか？

分配係数の求め方はいやになるほどよくわかりました。でも，分配係数を何に使うんですか。脂溶性薬物か水溶性薬物かがわかるだけじゃないんですか。

いえいえ，けっこう奥深いのですよ。体の中の薬の動きと密接に関連しているのです。

そんなこといったって，体の中にn-オクタノールなんてありませんよ！

そうではなくて，n-オクタノールは脂質の代替物質として使っているだけです。体の中で油相はどこにあるのでしょうか。

先生のおなかの回りにあります。

ハッハッハ，それは間違っていませんが，まじめに答えてください。

すみません，生体膜です。生体膜はリン脂質の二重層でできていると教わりました。

そのとおりですね。ですから、油相を組織の生体膜、水相を生体膜に接した体液に置き換えて考えることができそうです。体液とは消化管の中の液相、血漿、尿などになります。そのように考えると、薬物の生体膜透過は分配係数から予測できることがわかりますよね。

そういわれて、やっと興味がわいてきました。詳しく教えてください。

## 分配係数と生体膜透過の関係

　薬物は小腸の膜を透過して血液中に吸収されます。血液中の薬物はさまざまな組織の生体膜を透過して細胞内に分布します。肝臓で代謝される薬物であれば、肝細胞の膜を透過して酵素と出会い、代謝されます。腎臓で薬物は主に糸球体からろ過されますが、一部は尿細管で分泌や再吸収を受けて尿中に排泄されます。このように、薬物の吸収、分布、代謝、排泄のプロセスすべてに生体膜の透過が関わっています。図9を見ながら、弱酸性や弱塩基性の薬物（弱電解質薬物といいます）の生体膜透過について考えてみましょう。

　生体膜を挟んで上側が細胞外液、下側が細胞内液とします。弱電解質薬物は、体液のpHに依存して分子形とイオン形に解離しているのでしたね（1章-6参照）。生体膜は油相と考えることができるので、膜を透過しやすいのは分子形です。さらに、脂溶性が高い（分配係数が大きい）薬物ほど膜を透過しやすく、水溶性が高い薬物は膜を透過しにくくなります。このように脂質二重層への分配のしやすさに基づく膜透過のことを「単純拡散」と呼びます。単純拡散はさらに分子のサイズ（分子量）にも影響されます。

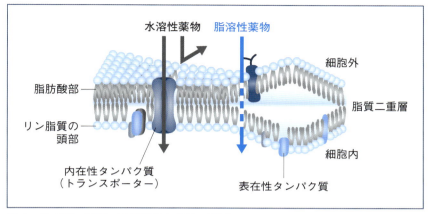

**図9 生体膜の脂質二重層構造と薬物の透過**
(辻彰・総監修:エピソード薬物動態学-薬物動態学の解明.京都廣川書店,p151,2015を一部改変)

うわあ,物理で習ったコトバがいっぱい出てきました。物理も生体内での薬物の動きと密接に関係しているのですね,油断できないわ。

そうです。ここでは詳しく説明しませんが,薬物の消化管吸収にも,腎臓の尿細管での再吸収などにも密接に関係しているのですよ。さらにいえば,妊娠した女性はお薬の赤ちゃんへの影響が心配ですが,乳汁中への分泌,胎盤の透過,さらには人体の機能を制御する脳への透過にも関係しているのです。
分配係数は「親油性薬物」か「親水性薬物」かを見分ける数字だという話もありましたが,さらに,親油性薬物だから,こんな患者さんにはこんな影響が出る可能性がある,といったところまで考えられるようにしたいものです。

先生,「宇宙の法則はすべて数式で表わされる」なんていいますが,生体内での薬物の動きは「すべて物理で表わされる」のですか。

さすがにそれは言い過ぎです。ここからは物理を離れますが,生体内のもっと巧妙なシステムについても説明しましょう。

## トランスポーターによる生体膜透過

　生体の巧妙なシステムの1例を紹介しましょう。薬物の生体膜透過が単純拡散に従わない場合があります。脂溶性が大きい薬物は生体膜を透過しやすくて,水溶性が高い薬物は生体膜を透過しにくいか,まったく透過しないことを前に説明しました。しかし,グルコースやアミノ酸などの栄養物質はどうでしょうか。低分子で水溶性の高い物質ですよね。でも,グルコースやアミノ酸は生体にとって必須の栄養物質です。そのような物質がどのような機序で生体膜を透過するのでしょうか。**トランスポーター**という,太古の昔から生体にあるタンパク質がその役割を担っています。

　D-グルコースを運ぶもの,中性アミノ酸を運ぶもの,酸性アミノ酸を運ぶもの,尿酸を運ぶものなど,栄養物質それぞれに特異的なトランスポーターが働いています。これらのトランスポーターに,誤認識されて生体膜をするりと透過する薬物も多いのです。一方,ドキソルビシンやビンクリスチンなどの抗がん薬は**P糖タンパク質**という異物を排除するトランスポーターによって,脳などの組織に入りにくくなっています。これらの薬物は強い毒性があるからです。エンパグリフロジンは選択的SGLT2阻害薬です。通常,腎臓でろ過された尿中のグルコースは近位尿細管の「**ナトリウム-グルコース共役輸送担体2**」(**SGLT2**)というトランスポーターによってほぼ完全に血中へと再吸収されます。しかし,エンパグリフロジンはSGLT2の機能を阻害するため,

尿中グルコースの再吸収を抑え排泄量を増加させ、血糖を低下させる仕組みの薬物です。このように、生体膜に存在するトランスポーターを狙った薬剤開発が現在、盛んに行われています。

そうか、物理や化学なんて難しいばかりで薬剤師に必要ないと思っていましたけど、薬物動態や薬の効き目にも深く関与しているんですね。先生のことを見直しました。

見直すのは私じゃなくて、物理や化学でしょう。薬剤師は薬の「なぜ」を説明できることが肝心です。「なぜ」を説明するためには、化学や物理などの基礎知識が重要なんですよ。

先生、たまにはいいこと言いますね！

おやおや……。

## まとめ

- 油水分配係数には真の分配係数（log $P$）とみかけの分配係数（log $D$）がある。
- みかけの分配係数は水溶液中での塩酸基平衡を考慮した値であり、生体膜透過性の推定に使える。

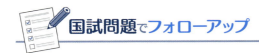

分配係数は理解できましたか。次の問題で分配係数の知識を頭の中にしっかりと定着させましょう。次の問題はとても難しそうにみえますが，実は先ほどのバーチャル実験の問題と同じです。

ようし，今どきの学生に負けないように，読み返しながらちょっとがんばってみますか。

**問1** 74歳男性。意識障害のため救急搬送されてきた。水分貯留を伴う高血圧性緊急症と診断され，治療方針を話し合うなかでニカルジピン塩酸塩とフロセミドの投与が検討された。

処方薬の物性を測定する目的で，種々のpHで水溶液（50 μg/mL）を調製し，その5mLずつに，それぞれ1-オクタノール5mLを加えてよく振り混ぜ，分配平衡に達した後，水層中の薬物濃度を測定した。以下の表は，処方されたどちらかの薬物の結果である。この結果に関する記述として正しいのはどれか。**2つ選べ**。

| 水層のpH | 1 | 2 | 3 | 4 | 4.5 | 5 | 5.5 | 6 | 7 | 8 |
|---|---|---|---|---|---|---|---|---|---|---|
| 水層中の薬物濃度（μg/mL） | 0.50 | 0.50 | 0.54 | 1.0 | 2.0 | 5.0 | 12 | 25 | 45 | 50 |

1 塩基性薬物ニカルジピンの測定結果である。
2 酸性薬物フロセミドの測定結果である。
3 この薬物の分配係数は，約10 である。
4 この薬物のp$K$aは，約6.0である。
5 この薬物のp$K$aは，約4.0である。

（第101回試験問題より）

pHがアルカリ性になるにつれて水層中の薬物濃度が増加しているので，酸性薬物だと思います。それなので，選択肢1は不正解で2が正解。まず1つ見つけました。

さらに，酸性薬物はpH＝1で真の分配係数を求めるということでしたから，真の分配係数は$(50-0.5)/0.5=99$。ですから選択肢3も間違い。そもそも，分配係数とだけ書いてあって真の分配係数かみかけの分配係数か判断できませんよね。みかけの分配係数はpHによって変わるのでした。

p$K$aについても考えてみました。pH＝p$K$aのときには，分子形とイオン形の濃度が同じになりますから，見かけの分配係数$D$は真の分配係数の1/2で49.5になります。水層の濃度を$x$とすると，$49.5=(50-x)/x$となるので，計算すると$x=1$です。水層の濃度が1μg/mLになるのはpH4.0のときですから，フロセミドのp$K$a＝4.0になります。

すごい，いつの間に。ここまでやってきたかいがありましたよ！

答え　2，5

# 2章

# 薬と体の相互作用も物理・化学で語れるんです

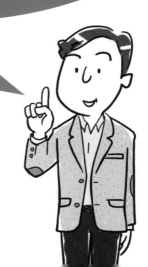

2章 薬と体の相互作用も物理・化学で語れるんです

# 1 薬が効くのに必要なチカラ

薬物と体の相互作用

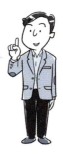

一般的に，薬物がどういうメカニズムで作用を表すかご存じですか？

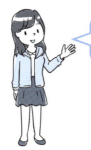

薬物は，体内の「何か」に働きかけて，それによって薬理作用が発揮されるのですよね。

実にざっくりとまとめてくれましたが，そのとおりです。
　で，その「何か」のことを，標的分子といいます。きょうは薬物が標的分子に働きかけて効き目を表す主なメカニズムについておさらいしましょう。

働きかけるのは，やっぱり化学的な力によるんでしょうか。

そのとおりです！

## 薬物の主な標的分子は酵素と受容体です

　私たちの体の中では，生理作用を発現するためのメカニズムが常に動いています。

　脳や心臓など，さまざまな器官から生理活性物質の「前駆体」が生産されます。前駆体そのものは，生理活性を示しませんが，「酵素」によって化学変換を受けて生理活性物質になります。

　生理活性物質が体内の「受容体」に結合すると，受容体はその情報をさらに先へ伝え，生理作用が発現されます（図1）。正常なときは，この一連の流れが問題なく動いているのですが，病気になると，生理活性物質が過剰に生産されたり，逆に欠乏するなど，バランスが崩れた状態になります。このバランスを調えるのが医薬品の役目です。したがって，医薬品の標的はこの一連の流れに含まれる酵素と受容体になることが多いのです。

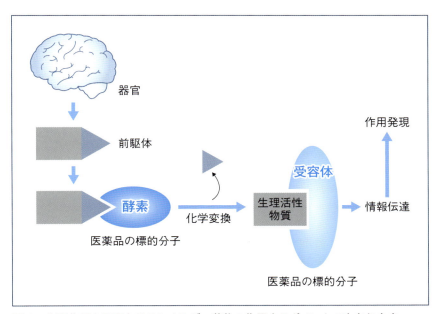

図1　生理作用を発現させるしくみが，薬物の作用するポイントでもあります

2章

いまのお話で,「さまざまな器官から生理活性物質の前駆体が生産され」るということですけど,なんで生理活性物質そのものを作らないんでしょう。わざわざ一手間かける理由がわかりません。

よい質問ですね。生理活性物質にひと手間かけて前駆体にしておく理由は,生理活性物質の量のコントロールを慎重に行いたいからだと思います。
　生理活性物質は文字どおり生理活性がありますので,その量のコントロールを誤るとたいへんなことになります。ですから,前駆体にさらにもう一手間かけて活性物質をつくるステップは安全ロックみたいなものと考えられます。
　必要なときに必要な場所で酵素が働いて,安全ロックを外して活性物質が働きはじめるわけです。

### どうやって薬物は標的分子にくっつくんでしょう

　では,実際に,薬物が標的分子にどのように作用するのか,詳しくみてみましょう。

　薬物が生物活性を発現するには,酵素や受容体といった体内の標的分子に結合して「複合体」を形成することが必要です。これは,ちょうどカギ（薬物）がカギ穴（標的分子）にはまるようなイメージを思い浮かべてもらえればいいでしょう。

　薬物が標的分子に結合して複合体を形成するには,主に以下の①〜⑤の相互作用（結合）が複数組み合わさって働いており,必要な場所に適切にそれぞれの相互作用が配置されることでベストマッチングな複合体形成が可能になります。
　①共有結合
　②イオン結合

③水素結合
④ファンデルワールス相互作用
⑤疎水性相互作用

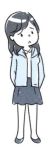

薬物と体内の標的分子がくっつくことを，結合とはいわずに相互作用というのですか？ 相互作用というコトバは薬学でほかの意味でも使うので，ちょっとややこしいですね。

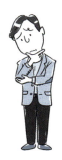

たしかに少しややこしいですが，薬物と標的分子をつなぐ力は，「○○結合」と呼ばれる力だけではないので，相互作用と総称しています。これは，そういうものだと思っておいてください。

いろんな結合については，前の章でも教えていただきましたね。これらが組み合わさって，薬物が標的分子に働きかけるのですか。

そういうことです。

「適切にそれぞれの相互作用が配置され」っていうのが，いまひとつわかりづらいんですけど……。

この後で詳しく説明しますが，薬物にしても酵素や受容体にしても，それぞれ立体的な形をしています。たとえばお互いに引っ張りあう力が働く部分が，立体的にうまく組み合わさるような場所にないと，安定して結合しづらいんです。

それぞれの力をみていきましょう

先に挙げた①の共有結合は強い結合です。一方で，②～⑤は比較的弱い結合ですが，それらが複数集まると，比較的強い力となっていきます。では，①～⑤の相互作用を詳しく見ていきましょう。

### ❶共有結合

原子と原子の間で電子を共有することによって形成される結合です。すでにオメプラゾールを例にあげて説明したように，共有結合は非可逆的な結合であることが特徴です。このことは，共有結合の結合力がとても強いことも意味しています。

たとえば水素分子（$H_2$）は2つの水素原子が共有結合しているのですが，その水素分子を2つの水素原子に切り離すために必要なエネルギーは，103kcal/molになります。1calとは，水1gの温度を1℃上昇させる熱量（熱エネルギー）のことですから，かなり高いエネルギーだということがわかりますね。共有結合する医薬品例としては，オメプラゾールをとりあげました（1章-2参照）ので，そちらを読んで，共有結合する医薬品の特徴や注意点を理解しましょう。

### ❷イオン結合

正と負の電荷を有する化合物間のクーロン引力による結合です。体内の標的分子である酵素や受容体はタンパク質からできています。タンパク質はアミノ酸からできていますが，アミノ酸のなかには酸性あるいは塩基性の側鎖（残基）をもつものがあり，このようなアミノ酸が含まれるタンパク質は，体内では部分的に電荷を帯びて（イオン化して）います。また，酵素のなかには，正の電荷を帯びた金属イオンをもつものがあります。お酒の好きな人にとって重要なアルコールデヒドロゲナーゼは，亜鉛をもった酵素として知られています。

このように，標的分子となる酵素や受容体などのタンパク質に，イオン化したアミノ酸残基や金属イオンがある場合，体内でイオン化する薬物は標的分子とイオン結合することができます。この後でも紹介しますが，イオン結

合を利用して標的分子と相互作用する医薬品はとても多いです。

## ❸水素結合

水素結合は、水素を介して形成される弱い結合（結合エネルギーは1〜7 kcal/mol）です。フッ素や酸素、窒素など電気陰性度が大きな原子に共有結合した水素原子は、それらの原子によって電子を吸い取られてしまい、水素原子自身はδ＋（部分的に陽電荷をもつ）になります。つまり、電子がやや足りない状態になりますので、他から電子を受け取る性質を持ちます。そのため、近くにあるδ－（部分的に陰電荷をもつ）との間で、引き合う力（非共有結合性の引力的相互作用といいます）が生まれます。

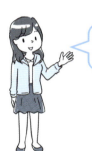

なんでしたっけ、その逆立ちしたオタマジャクシみたいな……

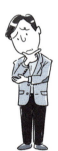

オタマジャクシじゃありません、小文字のデルタです。電荷の偏りがあることを示す化学のコトバです。

この水素結合は、体内でとても重要な役割を果たしています。たとえば、タンパク質が立体的な形になるのも水素結合によるものですし、DNAの二重らせん構造で、お互いに結合するアデニンとチミン、グアニンとシトシンは、水素結合によってつながっています。

## ● 実例を見てみましょう

標的分子との相互作用にイオン結合や水素結合が大きな役割を果たしている特徴的な医薬品としては，高血圧治療薬のカプトプリルがあげられます。

この医薬品は標的分子である**アンジオテンシン変換酵素**（angiotensin converting enzyme：ACE）と3カ所で相互作用する（2個のイオン結合，1個の水素結合）ことを想定して分子設計されました。特徴的なのは，酵素に含まれる金属イオンとのイオン結合が考慮されている点です。図2に示すように，酵素側に存在する$Zn^{2+}$の正のイオンと，カプトプリルのイオウを持った側鎖の負イオン（R-$S^-$）とでイオン結合しているのです。

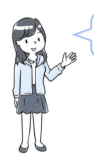

いろんなところでくっつくように，薬物の構造をデザインしているんですか。

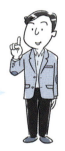

そうです。1つの相互作用だけでは弱くて，すぐに外れてしまうことが予想されますから，外れにくいように相互作用する部位を複数もった構造の薬物を設計したのでしょう。

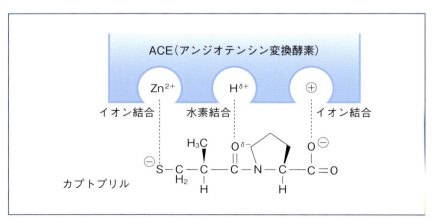

**図2　カプトプリルと標的分子（ACE）との相互作用**

## ❹ファンデルワールス相互作用

　さて，相互作用のお話に戻ります．電気的に安定している分子（無極性分子といいます）でも，分子中の電子は常に動いているので，一時的に共有結合している電子に偏りが生じ，δ+やδ−の状態になります．そのようなときに別の分子が接近すると，δ+に対してはδ−，δ−に対してはδ+，というように，互いに逆向きの電子の偏りが生じます．その結果，2つの分子間に弱い引力が生じます．このような相互作用をファンデルワールス相互作用と呼びます（図3）．

　薬物と標的分子が接近すると，分子間にファンデルワールス相互作用が生じます．これは分子同士が近づくことで生じる力なので，分子間の距離が大きくなるとその引力は弱まり，近づくと強まることになります．1つのファンデルワールス力の結合エネルギーは，0.5〜1kcal/molととても小さいのですが，その強さは分子の表面積に比例しますから，タンパク質などの巨大分子を含む相互作用では，ファンデルワールス力は非常に大きな寄与をします．

## ❺疎水性相互作用

　水に油を数滴落として激しくかき混ぜると，いったんはとても小さな油滴に分かれますが，しばらく静置すると油滴が集まって，水面に1つの油滴が浮いている状態に戻ります．「フレンチドレッシング」の瓶を振ったときにも，そうなりますね．この油のように，疎水性の分子同士が水の中に存在するときにまわりからはじかれて集まってくる力を疎水性相互作用といいます．この

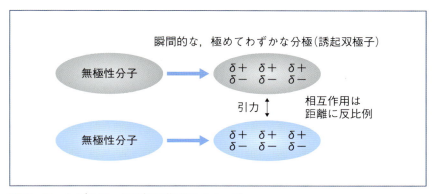

図3　ファンデルワールス相互作用のイメージ

力も大きなものではありません。

　水は，H₂O分子が互いに水素結合して，立体的に網目のような構造をしているので，疎水性化合物が水に入った場合，それを排除しようとし，結果として疎水性化合物が（あたかも引き合うように）集まるのです。

　体内の酵素や受容体などの標的分子は，いわば水中に存在しているようなものですから，薬物と標的分子が相互作用する際も，通常は水の中で起こることになります。薬物はそこらじゅうにある水分子を追い出しながら，結果的に疎水性相互作用を生じて，生体分子−薬物複合体が安定化するようになります。加えて，凝集した疎水性分子間にはファンデルワールス力も働き，より安定化されるのです。

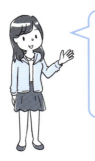

薬物と標的分子がくっつく際には，お互いが水からはじかれる力も利用するので，複合体が安定した状態でいられると。さらに，薬物と標的分子がそばに近づくとファンデルワールス相互作用の力でも引き合うから，複合体がより安定化するわけですね。

そのとおりです。

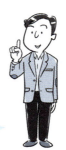

　疎水性相互作用のイメージを**図4**に示します。薬物の中の疎水性の部分がどのあたりか，を推測することができれば，その部分に疎水性相互作用が働きそうだ，とわかります。一般に，疎水性の部分は，ベンゼン環やアルキル鎖などが主に含まれます。

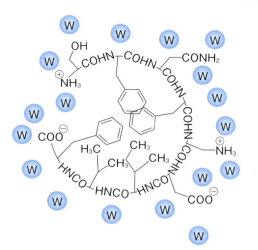

(水中で，ペプチド（タンパク質）は疎水性の残基が水と接触しないように内部に集まり，親水性の残基は分子の外側に配置されて，水分子と相互作用しあう。)

**図4 疎水性相互作用のイメージ**

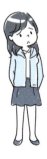
薬物と標的分子の相互作用のしかたって，本当にたくさんの種類があるんですね。でも，ここまでお話しいただいてなんですけど，この本は『添付文書がちゃんと読める』ってタイトルでしたよね。添付文書にはこんな難しいコトバを見たことないような気が……。

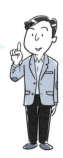
えっへん，1つ見つけましたよ。疎水性相互作用が医薬品と酵素の結合に使われているようです。ニロチニブ塩酸塩（タシグナ）です。

> Bcr-Ablに対し選択的に作用する。[12,17] また、ニロチニブは疎水性相互作用によってイマチニブ抵抗性Bcr-Abl変異体にも結合することが可能であり[17]、多くのイマチニブ抵抗性Bcr-Abl変異体も阻害する。[13]

**図5** タシグナカプセル（ニロチニブ塩酸塩水和物カプセル）の「薬効薬理」（抜粋）

　抗悪性腫瘍薬のニロチニブ塩酸塩水和物の添付文書をみると，「薬効薬理」の作用機序の項の後半で，疎水性相互作用というコトバが出てきます（図5）。

　ニロチニブは，チロシンキナーゼという酵素に作用して薬理作用を示します。同じようなメカニズムで働く医薬品にイマチニブがありますが，ここに言いてあるように，イマチニブ抵抗性の変異体（Bcr-Abl変異体）であるチロシンキナーゼにもニロチニブが結合できる，という点が特徴です。この酵素にニロチニブが結合するときに疎水性相互作用を用いているとありますから，ニロチニブの化学構造式に含まれる疎水性を示す部分はどこなのか，推測してみましょう。

　「有効成分に関する理化学的知見」に構造式が示されています（図6）。

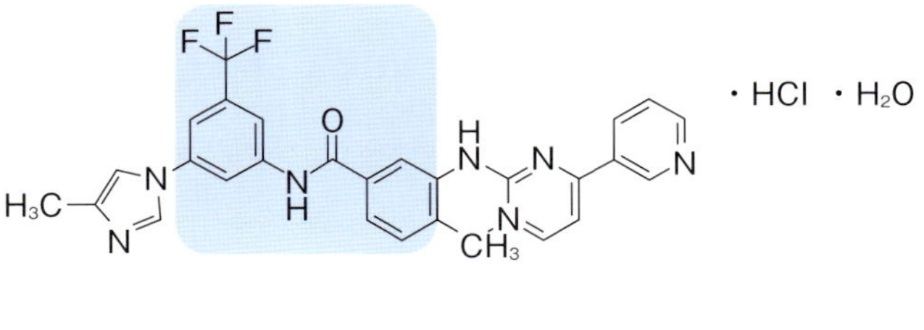

**図6** ニロチニブ塩酸塩水和物の構造式

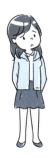ニロチニブのどのへんに疎水性相互作用がありそうなのでしょう？

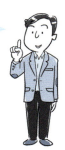構造式の中でベンゼン環があるあたりでしょうか。脂溶性を高める（疎水性を高める）フッ素が含まれているトリフルオロメチル基（CF$_3$）もありますから，色をつけたあたりは疎水性相互作用が働きそうです。

イマチニブの構造式と見比べてもおもしろそうですね。

だんだんわかってきてくれましたね。

## 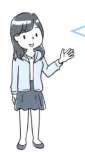 薬物の結合力を表す指標は？

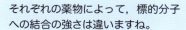先生，薬物が標的にどのようにして結合するのか，だいたいのところはわかりましたが，実際のところどのくらいの強さで相互作用（結合）しているんでしょう。

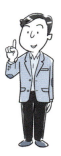それぞれの薬物によって，標的分子への結合の強さは違いますね。

その強さって，薬の効き目にも影響するんでしょうか。

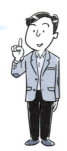
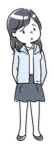

　薬物が体内の標的分子に結合する力の強さは，**親和性**と呼ばれ，一般に**解離定数〔dissociation constant（$K_d$）〕**または**阻害定数〔inhibition constant（$K_i$）〕**という数値で表されます。それぞれどのような意味があるか見ていきましょう。

● 解離定数は受容体と薬物の結合の強さの度合いを示す値です

　アミロイドーシス治療薬であるタファミジスメグルミン（ビンダケル）の添付文書の薬効薬理の作用機序に解離定数（$K_d$）が記されています（図7）。

　TTRとはトランスサイレチンという代表的なアミロイドタンパク質のことで，タンパク質が凝集して繊維状になり，沈着することでアミロイドーシスと呼ばれる疾患を引き起こします。ビンダケルは4量体（4つの分子が結合し

(1) *In vitro* 試験において、TTRとの結合に関する解離定数は 2 ～ 3 nmol/L（$K_{d1}$）及び154～278 nmol/L（$K_{d2}$）であった。

**図7**　ビンダケルカプセル（タファミジスメグルミンカプセル）の「薬効薬理」（抜粋）

ている状態）として存在するTTRに結合して安定化させます。安定化させるとは，4量体がバラバラになるのを防いだり，それぞれのTTRが凝集したり沈着するのを抑制する作用をいいます。

ビンダケルがTTRに結合する強さが解離定数（$K_d$）で示されています。解離定数（$K_d$）は主に標的分子に薬物が結合している状態と，解離している状態の間の平衡において，解離している状態がどの程度の割合で存在しているか，を示しています。

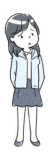

なんで結合定数といわずに解離定数というんでしょうね。

結合定数（$K_B$）も存在しますよ。結合定数（$K_B$）は解離定数（$K_d$）の逆数になります。一般に，薬物の標的分子への結合を解析するのは，$K_d$を用いるのです。

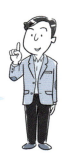

標的分子（R）＋薬物（L）⇔ 標的分子（R）と薬物（L）の複合体

という平衡状態にある場合，

$$解離定数（K_d）＝\frac{標的分子（R）の濃度×薬物（L）の濃度}{標的分子（R）と薬物（L）の複合体の濃度}$$

と計算できます。

解離定数（$K_d$）の値が1だったら，標的分子と薬物が分かれた状態の割合と，結合して複合体になった状態の割合が同じということになります。一方，解離定数（$K_d$）の値が1より大きければ，平衡状態において標的分子に薬物が結合している状態の割合が低いと考えられ，逆に解離定数（$K_d$）の値が小さいほど，薬物が標的分子に結合して複合体になっていることになります。つまり，$K_d$の値が小さいと結合の強さ（親和性）が高いといえます。

ビンダケルの場合は，TTRの4量体に対して結合する場所が2カ所あり，それぞれに結合する強さが$K_{d1}$，$K_{d2}$として示されていますね。

ほかの医薬品でも添付文書に$K_d$が記載されていますから,探してみるといいでしょう.

● **阻害定数は,薬物が酵素に結合してどのくらい酵素の働きを阻害するかを示す値です**

今度は2型糖尿病治療薬であるビルダグリプチン(エクア)の添付文書から,薬効薬理の項を見てみましょう.酸素であるDPP-4(ジペプチジルペプチダーゼ)に対する阻害定数($K_i$)が出ています(図8).

阻害定数($K_i$)は,その酵素を阻害する薬物(阻害薬)が酵素に結合している状態と解離している状態で平衡にある場合,阻害薬が酵素から解離している状態がどの程度の割合で存在しているか,を示しています.

酵素の阻害様式は多くあり,簡単に説明することが難しいのでここでは省きますが,阻害定数($K_i$)の値が小さいほど,親和性が高いと考えられます.

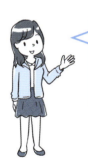

要するにどちらの定数も,分子が薬物と標的分子が離れている割合(濃度)で,分母が薬物と標的分子がくっついている割合(濃度)だから,値が小さいほどくっついている割合が高いということでいいですか.

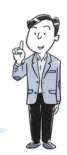

そうです.そして,くっついている割合が高いことを親和性が高いと表現するわけです.

> $IC_{50}$値は2.7nMであった.[35] また,ビルダグリプチンは,ヒトDPP-4(組換え体)に対して高い親和性を示し,$K_i$値は2〜3nMであった.[31,32]

**図8 エクア錠(ビルダグリプチン錠)の「薬効薬理」(抜粋)**

ところで、解離定数や阻害定数はなんのために添付文書に書いてあるんでしょう？

よい質問ですね。解離定数や阻害定数は試験管内で計測するものなので、体内での薬物の実際の効き目を表しているわけではありませんが、作用メカニズムに基づいて考えたときに、標的分子に対して本質的にどの程度強く親和性をもつかを知ることができるのは、その薬物のプロフィールを理解するうえで重要だといえそうですよ。

ちょっとモヤモヤしますけど、ありがとうございました。

### まとめ

- 薬物の主な標的分子は酵素または受容体である。
- 薬物が標的分子と相互作用（結合）するときは、さまざまな相互作用様式を複数組み合わせて結合する。
- 薬物が標的分子に結合する強さ（親和性）は解離定数（$K_d$）または阻害定数（$K_i$）で表される。

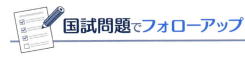

相互作用なんてコトバ，薬物間相互作用しか学んだ記憶がないです。

そんなことないですよ。ほら，国試問題にも出てきます。

え，まだ問題を解くんですか！

**問1** プロプラノロールは，エナンチオマー間で交感神経のアドレナリン$\beta$受容体遮断作用に差があることが知られている。プロプラノロールの受容体結合部位との相互作用に関する記述のうち，正しいのはどれか。1つ選べ。

プロプラノロール塩酸塩

1　側鎖上のイソプロピル基は，結合部位と水素結合を形成する。
2　側鎖上のNHは，結合部位と疎水性相互作用する。
3　側鎖上のOHは，結合部位と水素結合を形成する。
4　エーテル結合の酸素は，結合部位とイオン結合を形成する。

（第98回試験問題より改変）

どれもそれらしいことが書いてありますねえ。1/4の確率か……。

運をアテにしちゃいけません。ひとつずつ考えていきましょう。まず1は，イソプロピル基が疎水性のアルキル基なので，水素結合を形成するとは考えられません。つまり誤り。2は，NHが極性をもつので，疎水性相互作用をしませんから誤り。3は，OHが水素結合することができますから正しい。4は，エーテル結合(-O-)の酸素には電荷が生じていませんから，イオン対を形成することはありません。つまり，イオン結合を形成しないので誤りです。

**答え　3**

---

**問2** 化学結合および相互作用に関する以下の記述の正誤を答えよ。
「アセトンが水に溶けやすいのは，疎水性相互作用のためである。」

(第88回試験問題より改変)

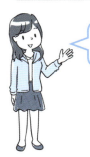

疎水性と書いてありますから，水に溶けにくいんじゃないですか。

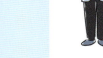

アセトンは極性が高く水に溶けやすいですよ。疎水性相互作用は，疎水性の化合物と水との間で生じるものなので，アセトンが水に溶けやすい理由にはなりません。

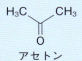

アセトン

**答え　誤**

## 2章 薬と体の相互作用も物理・化学で語れるんです

# 2 分けるのにはワケがある

鏡像異性体

1章-2ではオメプラゾールと酵素の共有結合をご説明しましたが，今度はオメプラゾールのもうひとつの特徴についてお話ししましょうか。

先生がいう特徴ですから，やはりそれは……。

そう，化学的に面白い特徴があるんですよ。

面白いかどうかはわかりませんが，教えていただけますか。

## いきなりですが，S-オキシドはキラルなんです

　今度は添付文書に書かれているオメプラゾールの化学構造式をよく見てみましょう（**図1**）。

　「および鏡像異性体」とありますので，オメプラゾールは**ラセミ体**（エナンチオマーが50％ずつ混ざっている状態のもの）として存在していることがわかります。

うう，キョーゾーイセータイ，寒気がしてきました。

嫌いなんですか？

だって，鏡像異性体とかラセミ体とかD体とかL体とかS体とかR体とか，エナンチオマーだのジアステレオマーだの，この手の話題のときにはいろんなコトバが出てきてうんざりです。覚えるほうの身にもなってほしいもんだわ。

それぞれのコトバにはそれぞれ意味があって使っているので，しょうがない気もしますが，そんなにいうなら少し整理しましょう。

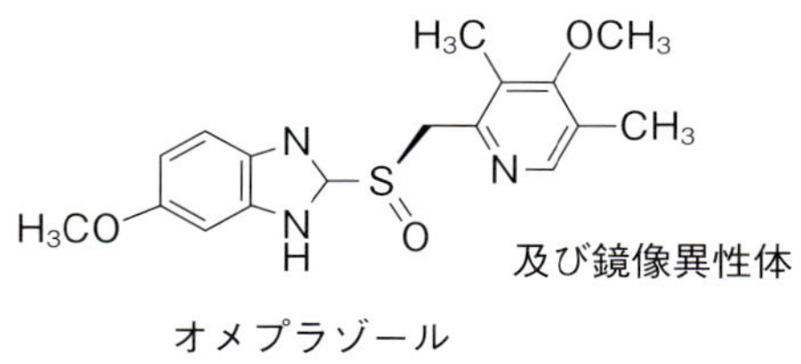

**図1　オメプラゾールの構造式**

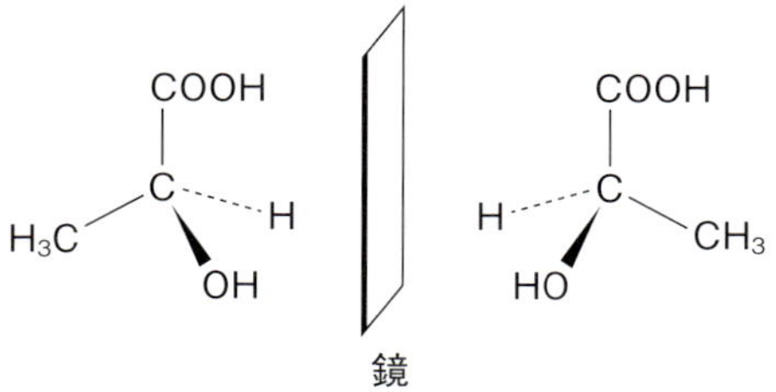

**図2　乳酸には鏡像異性体があります**

## 1．鏡像異性体（エナンチオマー）

　互いに鏡像の関係にあって，一致しない化合物どうしのことを鏡像異性体，もしくは，エナンチオマーといいます。たとえば，乳酸には鏡像異性体が存在します（図2）。左に書かれている乳酸の分子を鏡に映すと右の乳酸になります。

　右の乳酸と左の乳酸のCOOHとCH₃を重ねてみましょう。このとき，OHとHは重ならないので，それぞれが違う分子であることがわかります。

　つまり，左の乳酸と右の乳酸は互いに鏡像の関係ですが，それぞれ別の分子として区別されるので，お互いに鏡像異性体になるのです。

　私たちの生活のなかにも互いに鏡像の関係にあるけれど，それぞれは別のものになっているものがあります。たとえば，一対の手袋や左右の靴がそうです。互いに鏡像の関係にありますが，同じものではありませんね。

　鏡像異性体（エナンチオマー）は，光学的な性質（旋光性）だけが異なり，そ

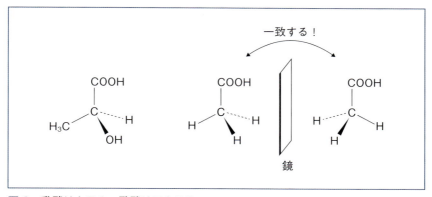

図3 乳酸はキラル，酢酸はアキラル

れ以外の物性はすべて同じであることが知られています。そのため，「光学異性体」ともいわれます。

## 2．キラル，キラリティー

　鏡像異性体のように，互いに鏡像の関係にある分子が一致しない性質を「キラルである」または「キラリティーがある」といいます。
　キラルの語源はギリシャ語の「手のひら」を意味する「cheir」で，右手と左手が互いに鏡像の関係にあることに由来しています。
　また，キラルではないことを「アキラル」といいます。
　乳酸は鏡像の関係にある分子が互いに一致しないのでキラルですが，酢酸は一致しますからアキラルです（図3）。

## 3．不斉炭素，不斉中心，キラル中心，立体中心

　分子がキラルになるかどうか，鏡像異性体が存在するかどうかを簡単に見分けるにはどうしたらよいのでしょう。それは，分子内の対称面の有無で決まります。
　その分子が分子内に対称面をもてばキラルにはなりません。対称面がなければ，その分子はキラルになります。対称面のないキラルな分子としてよく知られているのが，4本の手の先につながるもの（置換基といいます）がすべて異なっている炭素を含む分子です。

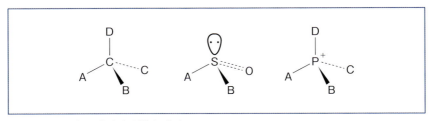

**図4** いろんな不斉中心があります

このような，異なる4種の置換基が結合した炭素を不斉炭素といいます。乳酸は**不斉炭素**をもっているので，対称面がなく，キラルになります。炭素原子に限らず，イオウやリンなどを含む分子にも対称面のないキラルな分子はあります（**図4**）。そのような中心原子を総称して**不斉中心**，**キラル中心**，**立体中心**などといいます。

図4の真ん中のS = Oは，後で出てくるオメプラゾールの構造にも出てきます。このイオウ原子も不斉中心になるのです。詳しくは後で解説しましょう。

## 4．ラセミ体

鏡像異性体（エナンチオマー）が等しい量で存在する混合物を**ラセミ体**といいます。

たとえば，実験室で化学合成を行って不斉炭素のある化合物を作ると，とくに何もしないかぎり，生成物は両方の鏡像異性体の1：1の混合物（ラセミ体）になります。

## 5．Fischer投影式

複数の不斉炭素がある分子も存在します。それらの立体構造を表記するときに便利なのが「**Fischer投影式**」です。Fischer投影式では，最も長い炭素鎖を縦に書き，各炭素に結合した置換基を左右に置いてすべての結合を実線で表します。このとき，縦線は常に紙面より奥に折れ曲がり，横線は紙面より手前に出ている姿をイメージしてください。

2つの不斉炭素を持つエフェドリンのエナンチオマーをFischer投影式で表した図を示します（**図5**）。

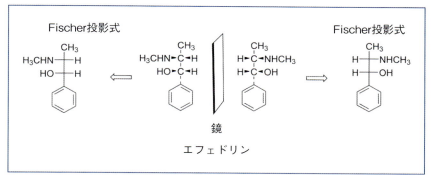

図5 エフェドリンをFischer投影式で書いたもの

## 6. ジアステレオマー

エフェドリンのように,複数の不斉中心がある分子の場合,立体化学(立体構造)はどうなるでしょう。

1つの不斉炭素について2つのエナンチオマーがあるので,合計するとエフェドリンには4つの立体構造が異なる分子(立体異性体)があることになります。

図6に示したAのエフェドリンの鏡像異性体はBになります。Aのエフェドリンの①の不斉炭素はそのままにして,②の不斉炭素だけを鏡に映して得られる分子がCです。Cのエフェドリンの鏡像異性体はDになります。

鏡像異性体(エナンチオマー)は,鏡に映した分子ですから,すべての不斉炭素が互いに逆の立体構造を持つことになります。もし,1カ所でも元と同じ立体構造であれば,その分子は元の分子の鏡像にはなり得ませんから,エナンチオマーではなくなります。このような分子をジアステレオマーと呼びます。

Aのエフェドリンに対し,Bのエフェドリンはエナンチオマーですが,CとDは,Aに対しジアステレオマーになります。

## 7. メソ形化合物,メソ体

不斉炭素を複数もっていても,分子内に対称面が存在する場合はアキラルになります。これをメソ形化合物(メソ体)といいます。酒石酸が代表的な例です(図7)。

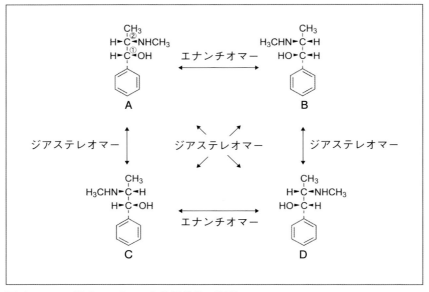

図6 エフェドリンの4つの立体異性体の関係

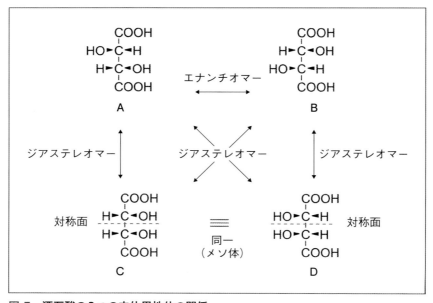

図7 酒石酸の3つの立体異性体の関係

酒石酸AのエナンチオマーはBです。AのジアステレオマーであるCの酒石酸は対称面をもちますので，キラルな分子ではありません。このことは，Cの酒石酸を鏡に映した分子であるDの酒石酸がCと同一であることからもわかります。したがって，酒石酸には立体構造の異なる分子は全部で3つあることになります。

## 8. D体，L体

天然に存在するキラルな分子である，糖やアミノ酸の立体構造を表記するときに用いられるのが D/L 表記（D体，L体）です。Fischer 投影式で表されたグリセルアルデヒドのそれぞれのエナンチオマーに基づいて D/L が決められています。図8に示すように，Fischer 投影式によってOHが右で表される立体構造のグリセルアルデヒドを D-グリセルアルデヒドとし，OHが左で表される立体構造のグリセルアルデヒドを L-グリセルアルデヒドとします。これに基づいて，アルデヒド（CHO）から最も遠い不斉炭素について，OHが右で表される立体構造の糖をすべて D-糖といいます。また，アミノ酸の場合は，L-グリセルアルデヒドでは，Hが右で表される立体構造であることにならって，同様に不斉炭素のHが右で表される立体構造のアミノ酸をすべて L-アミノ酸

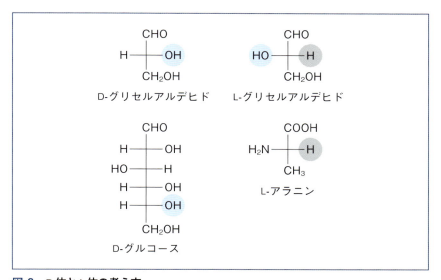

図8　D体とL体の考え方

とします。

　なぜか，地球上に存在する糖はほとんどが D-糖で，アミノ酸はほとんどが L-アミノ酸であることがわかっています。片方のエナンチオマーだけがなぜ多いのか，不思議ですね。

## 9. *S*体, *R*体

　糖やアミノ酸も含めすべての有機化合物について立体構造を表記するとき，有機化学では *R/S* 表示法（*S*体，*R*体）を用います。この方法では，以下の3つの手順により *S* か *R* かを決めます。ややこしいので，必要に応じて読み返してください。

①不斉中心に結合した4つの置換基について，原子番号の最も大きい原子を1番（1位）とし，以下，原子番号の大きい順に，2位，3位，4位，と順番をつけていきます。

②最も順位の低い置換基が自分から見て最も遠くになるように分子を配置します。

③1位→2位→3位の順に置換基をたどったとき，右回りであれば *R*，左回りであれば *S* と決めます。

　例として，L-アラニンで説明しましょう。

　L-アラニンの4つの置換基に順位をつけると，不斉炭素に直接結合しているアミノ基が1位で（窒素の原子番号が7ですから，一番大きいわけです），不斉炭素に結合している水素（原子番号1）が4位であることがすぐにわかります。メチル基とカルボキシ基では，不斉炭素に直接結合している原子は，両方とも炭素（原子番号6）で差がつきません。そこで，さらにその先に結合している原子を比較すると，カルボキシ基は酸素（原子番号8）が結合し，メチル基は水素が結合しています。水素と酸素では，酸素のほうが原子番号が大きいので，酸素を有するカルボキシ基が2位になり，メチル基が3位になります。4位の水素が自分から見て最も遠くなるように分子を配置し，1位，2位，3位をたどっていくと，左回りになります。図9のように，車のハンドルをイメージするとわかりやすいです。よって，L-アラニンの不斉炭素の立体構造は *S* になります。

　キラルな分子の立体構造を表すときに，D/L 表記と *R/S* 表記の両方が使われているため，混乱する原因のひとつだと思います。糖やアミノ酸には D/L

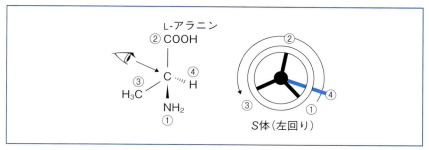

**図9　R体とS体の考え方**

表記がよく使われますが，それ以外の有機化合物についてはR/S表記が多いので，両方を理解しておく必要がありますね。

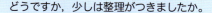
どうですか，少しは整理がつきましたか。

うーん，何となく……。で，オメプラゾールがラセミ体だとして，どこに不斉炭素があるのですか？

オメプラゾールには不斉炭素はありませんが，キラリティーは存在します。

あ，さっきの説明に出てきましたね。

## 隠れた不斉を見逃さない

　オメプラゾールの構造式の真ん中あたりに S = O があります（S-オキシドといいます）。

　この S-オキシドにはイオウ原子に由来する不斉中心があります。そのため，オメプラゾールは鏡像異性体になるんです。

イオウから出ている手は3本だけに見えますけど。

S-オキシドの場合は，イオウは，炭素と同じように4本の手があると考えるのですが，この場合，4本目の手は結合ではなく，結合に使われていない非結合電子対なのです（**図10**）。イオウの場合は，非結合電子対がその立体構造を保って安定に存在するので，鏡像異性体が存在することになります。イオウについては特別な例として考えてもらったほうがよいかもしれませんね。

何も結合していない電子対を含めて，4つの手の先につながるものが全部異なるから不斉中心になるっていうことですか。難しい話ですねえ。

**図10　S-オキシドをもつオメプラゾール**

## オメプラゾールの S 体だけを集めたのがエソメプラゾール

さて、オメプラゾールがラセミ体で開発されたというのは、1章-2で述べた作用機序のところを見直すと納得がいきます。酸性条件下で構造が変化してできる活性型のオメプラゾールは、イオウのところの酸素が外れますからS-オキシドが存在しません。ですから、S-オキシドのキラリティーについては、活性型になる途中で消えてしまうので、わざわざ気にして光学活性な化合物をつくる必要はないと考えられたのでしょう。

しかし、このオメプラゾールについても、やはりキラリティーについて配慮する必要があったようです。

オメプラゾールを元にして開発されたエソメプラゾール（ネキシウム）がその例です。エソメプラゾールはオメプラゾールの S 体のみを含む医薬品です。

S 体のほうが R 体よりも薬理活性が強かったってことでしょうか。

添付文書には出てきませんが、新薬審査報告書にはなぜ S 体だけの薬を開発したのかが書いてあります（図11）。

　一方、OPZ の代謝には CYP2C19 が主に関与しているが、CYP2C19 には遺伝子多型が知られており、遺伝子型により血中濃度が異なることが知られている。申請者は、OPZ の光学異性体のうち、対掌体である R 体と比べて本薬では代謝における CYP2C19 の遺伝子多型の影響がより小さいことから、本薬では OPZ よりも安定した薬物動態と臨床効果が期待できると考え、OPZ と同様の臨床効果、さらに、通常用法・用量の PPI では治癒しない RE 患者に対する治療成績の向上と、「NSAID 潰瘍の発症抑制」に対する効能・効果の取得を目指して、本薬の国内開発を行った。

注：OPZ：オメプラゾール　PPI：プロトンポンプ阻害薬　RE：逆流性食道炎

**図 11　ネキシウムカプセル（エソメプラゾールカプセル）の新薬審査報告書**

薬理活性の強さじゃなくて，遺伝子多型による代謝の差が出にくいという理由なんですか。

それが全員にあてはまるということではなく，CYP2C19の遺伝子多型のうち，あるタイプのヒトにあてはまるようですね。

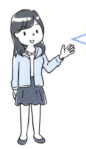それ以外のヒトはオメプラゾールでも変わらないということなんでしょうか。

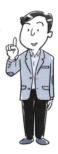審査報告書には，とくに何も書かれていませんね。PPIを投与する際に，CYPの遺伝子多型を調べて投与量を調節するのはたいへんですから，遺伝子多型による薬物動態の変化が少ないと考えられる，S体だけの製剤を開発したということなのかもしれません。

## 他にもあるエナンチオマーの薬

　1章-1で「塩にする理由」について解説したセチリジン塩酸塩についても，エナンチオマーであるレボセチリジン塩酸塩がアレルギー性疾患治療薬として登場しました。この2つにはどんな違いがあるのでしょうか？

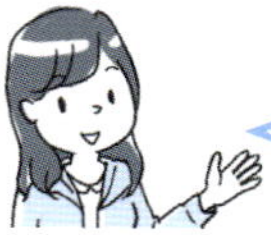

レボセチリジン塩酸塩錠（ザイザル錠）は，セチリジン塩酸塩を元にしてできたんですよね。

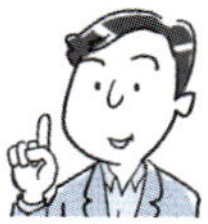

レボセチリジン塩酸塩は，鏡像異性体が半分ずつ混ざったラセミ体であるセチリジンを，片方のエナンチオマーだけにして開発された光学活性な医薬品です。キラルな医薬品にするのはたいへんなのですが，それなりの理由があるのです。今度はその理由を考えてみましょう。

　添付文書の最後にレボセチリジン塩酸塩の構造式が記されています（**図12**）。セチリジン塩酸塩の構造式（23頁，図1）と変わらないように見えますが，「および鏡像異性体」と書いてありません。

　また，レボセチリジンの添付文書の「有効成分に関する理化学的知見」の項には，

化学名：2-(2-{4-[(*R*)-(4-Chlorophenyl) phenylmethyl] piperazin-1-yl} ethoxy) acetic acid dihydrochloride

と記載されていることからも，レボセチリジン塩酸塩は，ラセミ体ではなく，*R*-エナンチオマーのみであることがわかります。

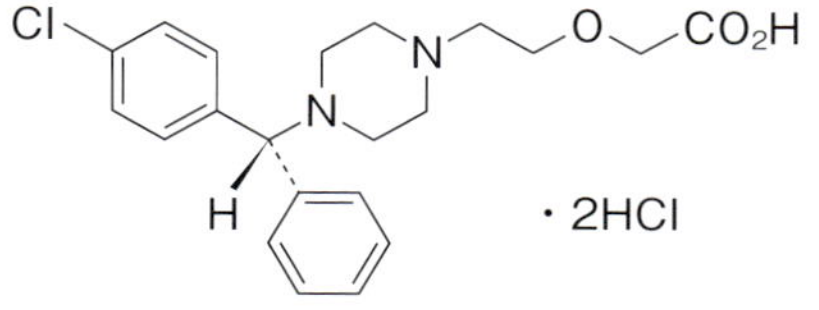

**図12　レボセチリジン塩酸塩の構造式**

長い化学名の途中に(R)って書いてあるのがそういう意味ですか。

そのとおりです。

　レボセチリジン塩酸塩の不斉中心の立体構造を確認してみましょう。●で囲まれた炭素が不斉中心（不斉炭素）です（**図13**）。レボセチリジン塩酸塩は，その立体構造が $R$ 配置になっているもののみで，$S$ 配置のものは含まれません。

　レボセチリジン塩酸塩のように，ラセミ体の医薬品を片方のエナンチオマーだけにするのは，もう片方のエナンチオマーと比較して，高い薬理作用を示したり，副作用が少なかったり，体内動態が優れていたり，といったさまざまな理由によります。

　レボセチリジン塩酸塩錠の添付文書の「薬効薬理」の項には，**図14**のように記載されています。$R$-エナンチオマーのみにすることで，薬理作用が高まったことがわかります。

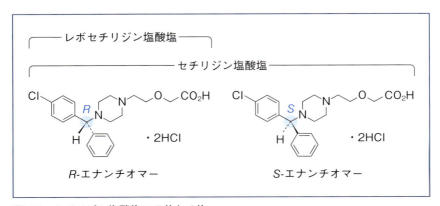

**図13**　セチリジン塩酸塩の $R$ 体と $S$ 体

ンの作用を阻害する。ヒスタミン$H_1$受容体に対する親和性はセチリジンよりも約2倍高い。ヒスタミン$H_2$、ヒスタミン$H_3$、ア

**図14　ザイザル錠（レボセチリジン錠）の薬効薬理の項（抜粋）**

S体とR体が半分ずつあったセチリジンよりも，S体だけになったレボセチリジンのほうが受容体の親和性が約2倍になるって……。そうか，R体のほうは受容体への親和性がかなり低かったということなんですね。

私たちの体は，キラルなアミノ酸や糖，脂質が高分子化してできているので，身体そのものがキラルな存在なのです。したがって，身体はキラルな医薬品を見分けてしまうので，どちらかのエナンチオマーがより高い効果を示す，ということが起こり得るのです。

## 右か左か名前で見分けられます

面白いことは面白いんですけど，レボセチリジン塩酸塩とセチリジン塩酸塩ってキラルかラセミ体か，それだけの違いなんですよね。わざわざ名前を変えるのって面倒な感じがします。同じ名前じゃダメなんですか？

光学活性な医薬品は元のラセミ体の医薬品とはまったく別の医薬品として開発されます。ですから，名前も変えることになりますが，だいたいは元の医薬品の名前に基づいて新たな名前が作られます。

レボセチリジン塩酸塩の「レボ」は，左旋性に由来しています。光学活性な化合物は，旋光性を持ち，左旋性か右旋性か，どちらかになります。左旋性を英語でlevorotatoryというので，その接頭辞部分をとって「レボ」をつけます。一方，右旋性をを英語でdextrorotatoryというので，「デキス」をつけます。セチリジン塩酸塩の左旋性を示すエナンチオマーを新たな医薬品として開発したので，レボセチリジン塩酸塩と名前がつけられたのです。

また，右旋性を示すエナンチオマーを新たな医薬品として開発した例としては，デクスメチルフェニデートなどがあります。

このほかにも，立体構造を表記する*S/R*表記を使って新たな名前をつけることがあります。先に述べたように，ラセミ体であるオメプラゾールを基にして*S*体のみで開発されたエソメプラゾール（エス＝オメプラゾール）がその例です。

## 実はたいへんなキラルスイッチ（ラセミックスイッチ）

さて，レボセチリジン塩酸塩のように，元々はラセミ体で開発された医薬品が改めて光学活性な医薬品として開発される，というケースが，最近は増えています。このような医薬品の開発を「キラルスイッチ」もしくは，「ラセミックスイッチ」と呼びます（図15）。

ラセミ体で製造していた医薬品を片方のエナンチオマーだけにして新たに製造するのは，実は，たいへんなことです。

キラルな化合物を作る技術は，最近はかなり発達してきたといわれますが，医薬品として供給できる量を効率よく作ることは，今でもハードルが高いと考えられます。

製薬企業は，ある程度の利益を確保しなくてはいけないので，どちらかのエナンチオマーのほうが薬理活性が高いなどのメリットがあるとわかっていても，経済的な観点から，キラルスイッチを断念するというケースもあると聞きます。

また，キラルスイッチには，もうひとつ，特許とからんだ戦略も隠れています。新薬を開発した製薬企業には，その新薬についての特許権が与えられ

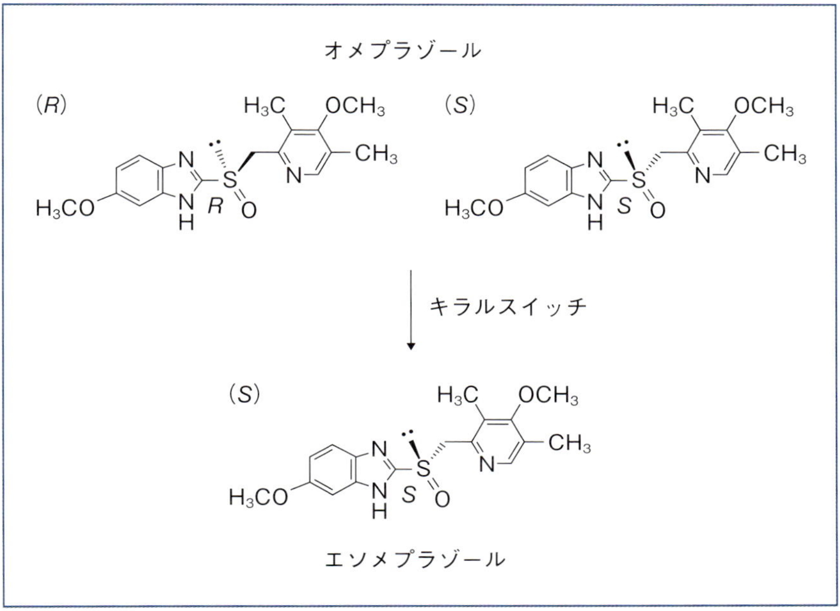

図 15　キラルスイッチ

ますが，特許期間が過ぎてしまうと（日本の場合，再審査期間の過ぎていることも必要），ジェネリック医薬品（後発医薬品）が登場するため，売上や利益がかなり減ってしまいます。

　そのような場合に，ラセミ体で開発した医薬品についてキラルスイッチを行うと，まったく新しい医薬品として販売することができるので，利益を保つことができるわけです。

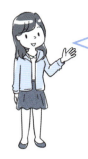
なるほど、そんな"大人の事情"もあるんですね。

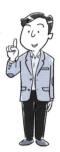
薬効があることはラセミ体でわかっているので、それに何らかの付加価値をつけるわけです。例に挙げたように遺伝子多型による薬物動態の変化を減らしたり、少ない量でラセミ体と同じくらいの薬効を得たり、何らかのメリットがあれば、新薬として寿命を延ばせるわけですね。

そういうことがわかると、もっと面白いですね。

化学の面白さもわかってくれましたよね。

なんだかキョーゾーイセータイと聞いても寒気がしなくなりました。ありがとうございます。

## まとめ

- オメプラゾールではS-オキシドのイオウが不斉中心になっており、キラリティーが存在する。
- オメプラゾールの代謝機構に着目した結果、キラルスイッチしたエソメプラゾールが開発された。
- キラルスイッチによってラセミ体の医薬品がキラルな新しい医薬品として生まれ変わる。

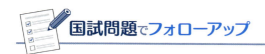

## 国試問題でフォローアップ

立体異性体，鏡像異性体は薬剤師国試にも出てくるんですよ。

うー，またなんか寒気がしてきました。

**問1　立体異性に関する以下の記述の正誤を答えよ。**

「(2$S$，3$S$)-dibromobutane と (2$R$, 3$R$)-dibromobutaneは，ジアステレオマーの関係にある。

（第92回試験問題より改変）

ん？　ブタンの2つめの炭素と3つめの炭素にそれぞれ臭素がついている化合物ですか。

そうです。描いてみないとわかりづらいかもしれませんが，dibromobutaneの2つの不斉炭素の立体化学はすべて互いに逆になっているので、(2$S$, 3$S$)-dibromobutane と (2$R$, 3$R$)-dibromobutaneは、ジアステレオマーの関係ではなく、エナンチオマーの関係になります。

　　　　　　　　　　　　　　　　　**答え　誤**

**問2** 以下の化合物のうち，光学活性を示さないのはどれか。1つ選べ。

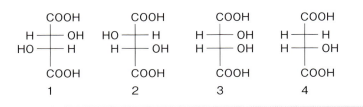

（第97回試験問題より改変）

光学活性を示さない，つまりキラルがないということですか。どれもキラルに見えますね。

たとえ不斉炭素があっても，分子内に対称面をもつメソ体は光学活性がないことを思い出してください。そうやって見ると，3の化合物は分子内に対称面があるメソ体ですから，光学活性を示しません。

　　　　　　　　　　　　　　　　**答え　3**

**2章** 薬と体の相互作用も物理・化学で語れるんです

# 3 コーソを狙え！

### 酵素阻害薬のメカニズム

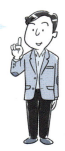

2章-1でも説明しましたが，医薬品は主に「酵素と受容体に働きかけ」ます。ところで，酵素ってどんなイメージですか？

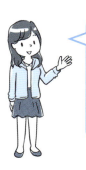

酵素は，体中のいろいろな場所にあっていろんなことをしているイメージがあります。たとえば，消化酵素といった名前を聞いたことがありますが，デンプンなどの炭水化物を分解して糖にする酵素や，タンパク質を分解してアミノ酸にする酵素だったと思います。

そうですね。前章で述べたような，身体を正常に保つために働いている酵素だけでなく，生きていくうえで必要なエネルギー補給のために役立つ酵素もあります。酵素に作用する医薬品の仕組みをおさらいしましょう。

## 酵素は生体の化学反応で触媒の役目をしています

では,酵素に作用する医薬品の例として,食後過血糖改善薬であるボグリボース(ベイスン)の添付文書の「薬効薬理」を見てみましょう(**図1**)。

ボグリボースは,二糖類水解酵素(**α-グルコシダーゼ**)を阻害します。α-グルコシダーゼとは,二糖類を加水分解する酵素のことです。

食事などに含まれる糖類は,腸管粘膜に存在するα-グルコシダーゼによって加水分解されて,腸管から吸収されます。二糖のままだと腸管から吸収されないので,加水分解して単糖にするわけです。

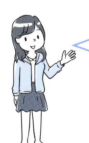

加水分解ってまるで有機化学の反応みたいですね。

そうですよ。酵素は生体の中で起こっている有機化学的な反応を起こりやすくする触媒なのです。

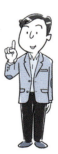

---

**【薬効薬理】**[22〜29)

本剤は、腸管において二糖類から単糖への分解を担う二糖類水解酵素(α-グルコシダーゼ)を阻害し、糖質の消化・吸収を遅延させることにより食後の過血糖を改善する。

**図1** ベイスン錠(ボグリボース錠)の「薬効薬理」(抜粋)

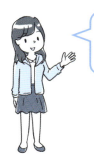
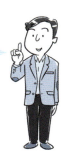

触媒って，高温や高圧が必要な化学反応を，低温や常圧でも起こすことができる物質のことでしたよね。酵素もそうなんですか。

そうです。たとえば二糖類の加水分解を試験管のなかで触媒なしに行おうとすると，加熱したりしなければいけませんが，体の中でとてもそんなことはできません。触媒作用をもつ酵素があれば，加水分解を体温付近の温度であっても行うことができるわけです。

　酵素は，その活性部位に特定の物質（**基質**と呼びます）を取り込むと，酵素と基質の相互作用により，基質を化学反応が起こりやすいかたち（立体構造）に変えます。その基質が化学反応を起こし，生じた生成物は酵素から離れていき，酵素はまた新たな基質を取り込んで……，というように，酵素と基質の反応サイクルが回っていきます。まさに酵素は生体内で起こる化学反応のための触媒なのです。

　α-グルコシダーゼは，2つの糖がα結合というかたちで結合した二糖を取り込んで，加水分解反応によって単糖に切り離します。たとえば，2つのグルコースがα結合している二糖類であるマルトースは，α-グルコシダーゼによって加水分解され，2つのグルコースに切り離されます（**図2**）。

　ボグリボースは，基質である糖類と似た化学構造をもっているため，α-グルコシダーゼに取り込まれますが，実際には糖の構造をしていないので，加水分解反応が進まず，酵素から離れにくいままとどまります。こうして，ボグリボースはα-グルコシダーゼの働きを阻害するのです。

　ボグリボースが酵素の基質である糖類と似た構造であることは，「有効成分に関する理化学的知見」の化学構造式を見ればわかります（**図3**）。

　ボグリボースは酸素を含まないシクロヘキサン環を基本骨格としていますので，糖ではありませんが，添付文書に書かれている構造式を左右回転させて眺めてみると，糖のかたちに似ていることがわかるでしょう。

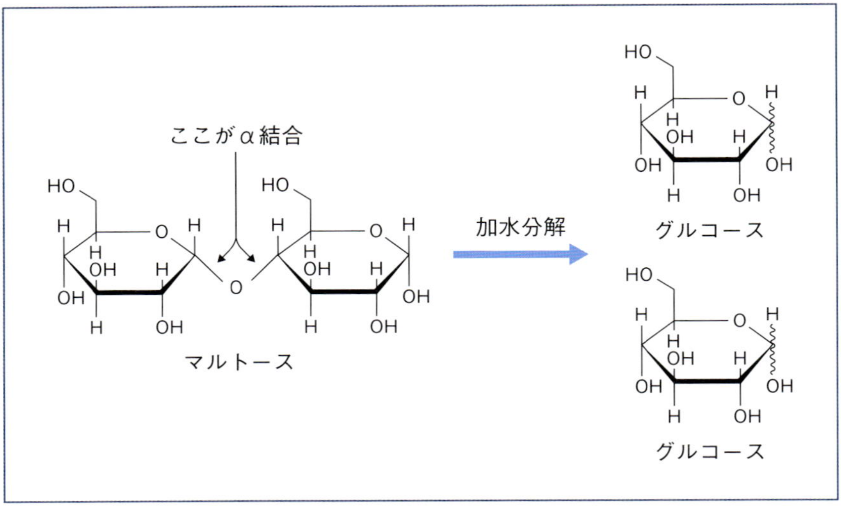

**図2** 二糖のマルトースを加水分解して2つのグルコースにする

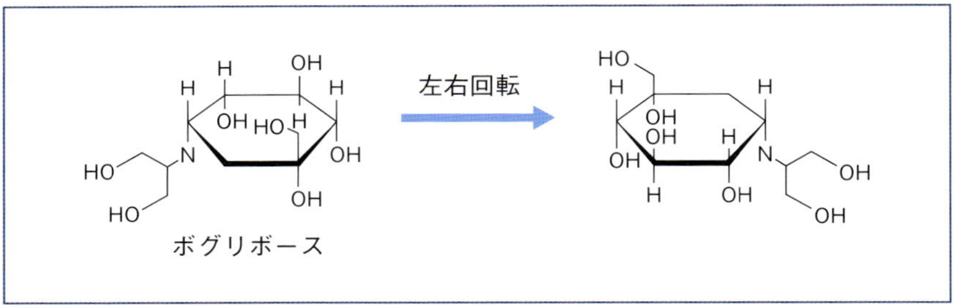

**図3** ボグリボース錠（ベイスン錠）の有効成分に関する理化学的知見の項にある構造式を左右回転してみると……

　ボグリボースのように，**酵素阻害薬**は，酵素の基質と似た化学構造を持っているものが多く，基質の代わりに酵素の活性部位に相互作用することによって阻害作用を表すのです。

先生，ボグリボースはα-グルコシダーゼとくっつくと，離れにくいということですが，最終的には離れるんですよね。

そうです。ただ，離れにくいので，その間に食事で摂った糖類は腸管を通過してしまい，糖の体内への吸収が抑えられるという仕組みです。ボグリボースは食事の直前に服用するって知ってますよね。なぜ直前なのかは知ってますか？

食事をして糖が腸管に来る前に，酵素にボグリボースをくっつけておくわけですね。

そうです。でも，しばらくすると離れてしまいますから，あまり食事の前すぎてもいけない。だから食直前なんです。

なるほど，よくわかりました。ところで，酵素の働きを阻害する医薬品のなかには，酵素とくっついたきり離れないものもあるんでしょうか。

すでに前の章で説明しましたが，たとえばペニシリンのように，酵素と共有結合して不可逆的にくっついてしまって完全に酵素の働きを抑えてしまう医薬品もありますよ。

## まとめ

- 酵素は生体内の触媒として働く。
- 酵素阻害薬は，酵素の基質と似た構造をもっていることが多い。

2章 薬と体の相互作用も物理・化学で語れるんです

# 4 呼び方いろいろ。でも狙うのはどれも受容体です

アゴニストとアンタゴニスト

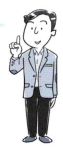

さて，医薬品が体の中の「何に働きかけるか」のお話を続けましょう。医薬品が働きかける相手のことを「標的分子」といいますが，標的分子がどんなものだったか覚えていますか？

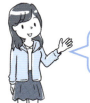

主な標的分子は酵素と受容体でした。

そのとおりです。今度は，受容体を狙って作用する医薬品について勉強しましょう。

受容体ってよく聞きますけど，いろいろあるんですよね。どれもやっぱり化学的な反応と関係しているんですか？

4 呼び方いろいろ。でも狙うのはどれも受容体です

厳密にいえば化学反応とは呼べないかもしれませんが，受容体に，化学物質が作用することで生理作用にスイッチが入ったり，逆にスイッチが入らないようにすることができます。体と化学物質の作用を考えるのは楽しいですよ。

### アゴニスト・アンタゴニストは受容体に作用する薬

では早速，セトロレリクス酢酸塩（セトロタイド注射用）の添付文書を見てみましょう（**図1**）。最初のページの一番上に「GnRHアンタゴニスト」と書いてありますね。アンタゴニストとはなんでしょう。

この言葉を理解するために，標的分子である受容体について説明しましょう。

受容体というのは，その名のとおり，何かを受け入れる（受容する）構造をしています。受容体が受け入れるのはさまざまな生理活性物質ですが，何を受け入れるかは，受容体ごとに異なっており（特異的といいます），それぞれにマッチした生理活性物質を受け入れると，「受容したぞ！」というシグナルを細胞内の酵素などへ伝えて，生理作用を発現させる，いわば，情報の伝達役です。

GnRHアンタゴニスト

# セトロタイド®注射用0.25mg
# セトロタイド®注射用3mg

**図1** セトロタイド注射用（注射用セトロレリクス）の名称の項

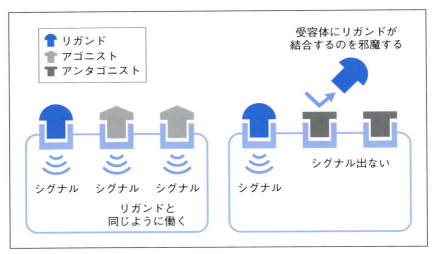

**図2　アゴニストとアンタゴニスト**

　よくあるのは，細胞膜の上に受容体があって，細胞の外にある生理活性物質を受容すると，細胞内にシグナルを送って生理作用を起こすという働きです。

　受容体に特異的な生理活性物質のことをリガンドと呼び，それらはそもそも体内に存在するものです。一方，リガンドと同様に受容体に対して結合し，同様の作用を発現させる物質を**アゴニスト**（作動薬）といいます。逆に，受容体と結合するものの，生理作用を発現せず，リガンドの作用を阻害する物質を**アンタゴニスト**（拮抗薬）といいます（**図2**）。

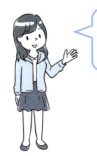

生理活性物質と同じ働きをする医薬品がアゴニスト，生理活性物質の邪魔をする医薬品がアンタゴニストですね。

そういうことです。

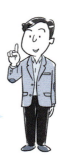

> **2. 作用機序**
> セトロレリクスは，内因性GnRHと競合してヒト下垂体GnRH受容体に結合し，内因性GnRHの作用を遮断することにより下垂体からのゴナドトロピン分泌を抑制する。このため，下垂体ゴナドトロピン分泌は投与直後から速やかに抑制され，<u>GnRHアゴニスト投与でみられる投与初期の下垂体ゴナドトロピンの一過性分泌亢進は起こらない</u>[24]。

**図3 注射用セトロレリクス（セトロタイド注射用）の「薬効薬理」（抜粋，下線は筆者）**

　セトロレリクス酢酸塩はアンタゴニストと書いてありましたから，受容体に結合して生理作用を発現させないように働く医薬品だということになります。「薬効薬理」の項にはより詳しいことが書かれています。「作用機序」を見てみましょう（図3）。

　ここに書かれた「内因性GnRH：ゴナドトロピン（性腺刺激ホルモン）放出ホルモン」は，生体内にもともと存在して，ヒト下垂体にあるGnRH受容体に結合するリガンドです。セトロレリクスは，このリガンドと競合して受容体に結合し，下垂体からのゴナドトロピン分泌を抑制するアンタゴニストなのです。

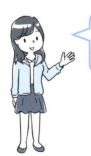

> リガンドと競合して，というのはリガンドとこの薬が受容体を取りあいするってことですね。

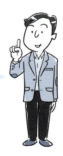

> そうです。ところで，作用機序の後半に「GnRHアゴニスト投与でみられる投与初期の下垂体ゴナドトロピンの一過性分泌亢進は起こらない」と書いてありますね。なんでわざわざアゴニストの話が書いてあるのでしょう。

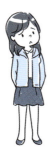
そうですよね。アンタゴニストの薬なのにアゴニストの薬を引き合いに出してもしょうがないような……。

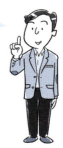
実は、このGnRHアンタゴニストとGnRHアゴニストは、どちらも「ゴナドトロピンの分泌を抑える」という、同じ目的で投与される薬なんですよ。

は？

ヒントはこの「一過性分泌亢進」っていうところにあります。一過性って、何か気になりませんか？

いわれてみれば変ですね。アゴニストなんですから、ゴナドトロピンの分泌を亢進させるはずです。なぜ「一過性」なんでしょう？

「一過性」とは、アゴニストを投与しても、結局はゴナドトロピンの分泌が抑制されるという意味なんですよ。

アゴニストなのに、アンタゴニストみたいな働きをする？？ 全然わかりません。詳しく教えてください。

### アゴニストなのに結局アンタゴニストと同じ，という薬もあるんです

　それでは，LH-RH（GnRHの別名）アゴニストであるゴセレリン酢酸塩（ゾラデックス1.8mgデポ）の添付文書から薬効薬理の項を見てみましょう（図4）。

　「アゴニスト」と書かれていますから，ゴセレリン酢酸塩は，リガンドであるゴナドトロピン放出ホルモンと同様に生理作用を発現する医薬品だと考えられます。このことは，「初期刺激時にはゴナドトロピン分泌能を増大させる」という表記と一致します。

　しかし，ポイントとなるのはその後の「継続的刺激により受容体のダウンレギュレーションを引き起こし，ゴナドトロピン分泌能を低下させ」というところです。「ゴナドトロピン分泌能を低下させ」ることから，ゴセレリン酢酸塩を継続的に使用することによってアゴニストではなくアンタゴニストのように作用することがわかります。

　このように，本来はアゴニストとして作用するはずの医薬品が，実際にはアンタゴニストであるかのように作用してしまうのは，「**ダウンレギュレーション**」という生体の仕組みのせいです。継続的に強いアゴニスト作用をもつ医薬品が受容体に結合し続けると，受容体の数が減少してしまい，アゴニストが

> 2. **作用機序**
> 　ゴセレリンはLH-RHアゴニストとして下垂体LH-RH受容体に作用する。投与初期には受容体を刺激するためゴナドトロピンの分泌が増加するが，<u>継続的刺激により受容体のダウンレギュレーションを引き起こし，ゴナドトロピン分泌能を低下させる</u>。この下垂体-性腺系機能抑制に加えて，ラットの顆粒膜細胞培養系では，ゴセレリンがエストロゲン産生を直接抑制することが示された。これらの機序により，卵巣からのエストロゲン分泌が抑制され，子宮内膜症に対して効果を示す。

**図4** ゾラデックス1.8mgデポ（ゴセレリン酢酸塩デポ）の「薬効薬理」（抜粋，下線は筆者）

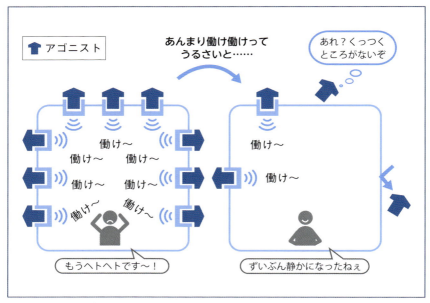

**図5　ダウンレギュレーション**

作用できなくなります（図5）。その結果，ゴナドトロピン分泌能が低下するのです。このようなダウンレギュレーションという現象は，生体の恒常性の維持のひとつと考えられています。

 作用が強すぎると，それを打ち消すかのように生体が対応するってことですか。

 そうなんです。体の仕組みってすごいですよね。

 どの受容体でもダウンレギュレーションは起こるのですか？

そうですね。多くの受容体でダウンレギュレーションの現象が認められており，この作用機序を利用した高血圧の薬などもあります。

## 受容体に作用する薬の呼び名

アゴニストとアンタゴニストが受容体に作用する薬だということはよくわかりましたが，受容体に作用する薬って，ほかにもいろんな呼び方をしますよね。アドレナリン$\beta$受容体に作用するものは「$\beta$ブロッカー（遮断薬）」とか「$\beta$スティミュラント（刺激薬）」なんていいます。ほかにも「○○受容体阻害薬」と呼んだり「○○受容体拮抗薬」と呼んだり。なんでこんなにマチマチなんでしょうか。

おっしゃるとおりで，アゴニストとしては，作用薬，作動薬，刺激薬などの呼び方がありますし，アンタゴニストとしては，拮抗薬や，阻害薬，ブロッカーなどありますが，それぞれほぼ同じ意味ですのであまり気にしなくていいと思います。

### まとめ

- 受容体に結合し，リガンドと同様な作用を発現させる物質をアゴニスト（作動薬）という。逆に，受容体と結合するが，生理作用を発現せず，アゴニストの作用を阻害する物質をアンタゴニスト（拮抗薬）という。
- アゴニストの作用が強すぎると受容体にダウンレギュレーションが起こり，あたかもアンタゴニストであるかのように作用する場合がある。

# 国試問題でフォローアップ

酵素の話と受容体の話は、合わせて国試問題を解いていきましょうか。

あー、終わったわけじゃなかったんですね。

まだまだ続きますよ。

なんか意地悪そうな顔に見えてきました……。

---

**問1 ファモチジンに関する以下の記述の正誤を答えよ。**

「ファモチジンは、標的酵素の活性部位と共有結合を形成する。」

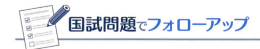

ファモチジン

（第100回試験問題より改変）

4 呼び方いろいろ。でも狙うのはどれも受容体です

ん，共有結合かどうかが問題なのかしら。

せっかくですから，ここで学んだことを活かしましょう。ファモチジンは，胃酸分泌細胞（壁細胞）のヒスタミン$H_2$受容体を遮断して胃酸分泌を抑制するんでしたね。つまり，ファモチジンの標的分子は酵素ではなく受容体です。ちなみに，ファモチジンは，標的分子と共有結合を形成しませんから，その部分の記述も誤りです。

**答え　誤**

**問2　酵素に関する以下の記述の正誤を答えよ。**

「酵素阻害物質とは，酵素のある特定の部位に結合して反応速度を低下させる物質である。」

（第86回試験問題より改変）

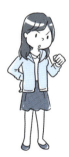

あまりにもそれらしすぎます。どこかに引っかけがあるにちがいない……。

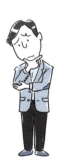

人間，素直が一番ですな。ここまで説明したとおり，生体内で酵素は有機化学的反応を行っていますが，この反応を阻害する物質は，酵素が基質を結合させる特定の部位に結合し，反応速度を低下させるものです。問題に書いてあるとおりです。

**答え　正**

## 2章 薬と体の相互作用も物理・化学で語れるんです

# 5 で，抱合ってなんですか？

### 異物に対する代謝反応

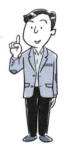

アセトアミノフェンって知ってますよね。

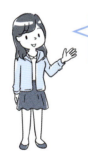

もちろん，有名なお薬ですから。医療用だけじゃなく，一般用の解熱鎮痛薬や総合感冒薬にも配合されていたと思います。

そうですね。身近にあって手に入りやすいお薬ですね。でも，この薬には気をつけなくてはいけないことがあるのですよ。

それってやっぱり……

そう，体と薬物の相互作用を化学の目で見ると，けっこうわかりやすくなりますから，さっそく見ていきましょう。

## アセトアミノフェンの警告の意味

　カロナール錠（アセトアミノフェン錠）添付文書の最初に「警告」欄（図1）があるので，見てみましょう。
　警告欄の（1）と（2）のいずれも，重篤な肝障害の危険性を指摘しています。なぜ，肝障害が起こるのでしょう。肝臓は薬物の代謝に関わる重要な臓器ですから，アセトアミノフェンの代謝と肝障害との間に，なにか関係がありそうですね。でも，そもそも代謝って何をすることなのでしょうか。それはあとで詳しく（化学的に）説明することにしましょう。
　さて，アセトアミノフェンの代謝については，アセトアミノフェン「ヨシダ」（アセトアミノフェン原末）の添付文書に詳しく書いてあるので，今度はそちらの「薬物動態」の項を見てみます（図2）。

【警告】
(1) 本剤により重篤な肝障害が発現するおそれがあることに注意し，1日総量1500mgを超す高用量で長期投与する場合には，定期的に肝機能等を確認するなど慎重に投与すること。（「2.重要な基本的注意(9)」の項参照）
(2) 本剤とアセトアミノフェンを含む他の薬剤（一般用医薬品を含む）との併用により，アセトアミノフェンの過量投与による重篤な肝障害が発現するおそれがあることから，これらの薬剤との併用を避けること。（「2.重要な基本的注意(7)」及び「8.過量投与」の項参照）

**図1　カロナール錠（アセトアミノフェン錠）の警告欄**

結合率は25～30％である。1gを経口投与した場合、投与量の約3％が未変化のままで排泄され、残りの大部分は主代謝産物であるグルクロン酸抱合体（AG）及び硫酸抱合体（AS）として排泄される。通常は肝・腎のP450によりごく少量が $N$-水酸化体を経て $N$-acetyl-$p$-benzoquinoneimine を生成し、グルタチオン抱合により消失するが、過量投与時にはこれが蓄積し、肝障害の原因となると考えられている[7]。

**図2　アセトアミノフェン「ヨシダ」（アセトアミノフェン原末）の「薬物動態」（抜粋）**

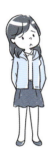

なにやら難しいコトバが並んでいますね。主代謝産物として2種類の何かができて，それ以外にもごく少量が何かになって消失するけど，過量投与するとその何かが蓄積して……。ややこしい。

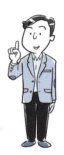

では，化学構造式を見ながらゆっくり考えていきましょう。

　アセトアミノフェンの化学構造式は**図3**に示すとおりです。とてもシンプルな構造の薬ですね。

　そもそも、薬物はヒトにとっては異物です。ですからヒトは、医薬品をなるべく早く体外に排泄しようとして、薬物を水に溶けやすい形に変えます。こうした形を変える過程のことを「**代謝過程**」と呼んでいます。水に溶けやすく

**図3　アセトアミノフェンの構造式**

すると，腎臓から尿といっしょに排泄しやすくなるわけです。薬物動態のコトバでよく「**吸収・分布・代謝・排泄**」といいますが，その「代謝」というのは，この水に溶けやすい形にする過程のことをいいます。

さて，水溶性が高い糖の一種であるグルクロン酸が薬物に結合することを「**グルクロン酸抱合**」，同じく水によく溶ける硫酸が結合することを「**硫酸抱合**」と呼びます。抱合というのは日常よく使うコトバではないのでイメージしにくいですが，要するに「水に溶けやすくするために薬物に何かを結合させる化学

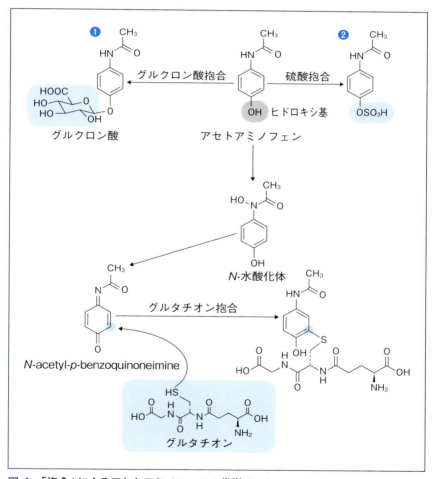

**図4** 「抱合」によるアセトアミノフェンの代謝ルート

反応のこと」だと思ってもらえればいいと思います。

　アセトアミノフェンにはヒドロキシ基（-OH）があり，この部分が抱合の際に使われます。添付文書に書いてあった主代謝産物であるグルクロン酸抱合体と硫酸抱合体の化学構造は，それぞれ171頁図4の❶と❷のようになります。

どうですか。見るからに❶も❷も水溶性が高まっているのがわかりますね。

え，ええ……

　では，添付文書に出てきたもうひとつの$N$-水酸化体を経る代謝過程を追ってみましょう。この場合はアセトアミノフェンの窒素（N）がヒドロキシ化されて$N$-水酸化体になり，さらに酸化が進んで$N$-acetyl-$p$-benzoquinoneimine（エヌアセチルパラベンゾキノンイミンと読みます）になります。この化合物に対してはグルタチオンという物質のスルファニル基（-SH）が結合して水溶性を増し，代謝物は尿中に排泄されます。

　グルタチオンは3つのアミノ酸が結合したトリペプチド（グルタミン酸-システイン-グリシン）で，スルファニル基（-SH）はそのうちシステインにあるものです。グルタチオンによるグルタチオン抱合は，異物代謝の重要な過程のひとつなので，グルタチオンは特に肝臓にたくさん集まっています。

 **なぜ過量投与したら肝障害が起こるのでしょうか**

　もし，通常より多くのアセトアミノフェンが投与（過量投与）されると，どうなるでしょう？

グルタチオンは肝臓にたくさんあるといいましたが、たくさんといっても限界があります。過量投与が起こると、代謝によって生じる$N$-acetyl-$p$-benzoquinoneimineを抱合するためのグルタチオンが足りなくなり、代謝されずに蓄積した$N$-acetyl-$p$-benzoquinoneimineは、グルタチオンの代わりに体内のタンパク質に含まれるシステインと結合して、タンパク質の働きを低下させてしまいます。体内でタンパク質は酵素などとして働いていますから、酵素の働きが落ちてしまうといわゆる解毒作用が起こりにくくなり、肝障害をもたらすことになります。

図1の(2)にあったように、アセトアミノフェンは一般用医薬品にも広く配合される成分です。ついうっかり併用してしまって過量投与になるケースもあり得ますから、服用に際しては、患者さんに十分な説明をすることが必要ですね。

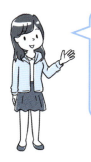

先生、よくわかりました。アセトアミノフェンから$N$-アセチルなんとかができるのはごく少量でも、たくさんアセトアミノフェンを飲んでしまうとそのぶん$N$-アセチルなんとかもたくさんできてしまって、それが代謝しきれなくなって悪さをするようになるから、アセトアミノフェンは過量投与に要注意ということですね。

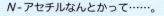

$N$-アセチルなんとかって……。

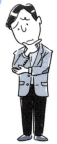

もし、患者さんが過量に服用していたら、どうしたらいいのでしょうか？

対処法も添付文書にばっちり書いてありますよ！

アセトアミノフェン錠（カロナール錠）添付文書の「使用上の注意」を見てみましょう（図5）。

アセトアミノフェンを過量投与してしまうと, *N*-acetyl-*p*-benzoquinoneimineを抱合するためのグルタチオンが足りなくなり，代謝されない*N*-acetyl-*p*-benzoquinoneimineが体の中に蓄積していきます。これをできるだけ早く排泄できるようにするには，足りなくなったグルタチオンを補ってくれる医薬品を投与すればいいのです。それがアセチルシステインです。

体の中でどのようにしてグルタチオンが生合成されるのか，そのメカニズムを図6に示します。

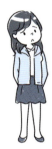

グルタチオンを直接投与することはできないんですか。

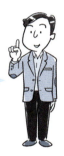

グルタチオンのようなトリペプチドを体内に直接届ける技術は，まだないんです。少し回りくどいですが，グルタチオンの材料になるアセチルシステインを投与して，体内でのグルタチオンの生合成を助けようとするわけです。

薬物の代謝とか抱合などというと，なにやら難しく聞こえますが，その過程は有機化学の反応として考えるととても理解しやすいと思います。詳しいメカニズムはわからなくても，水溶性が高まっていく様子は構造式からもわかりますから，やっぱり構造式を常に見ていくことが薬を理解するために大事なのです。

8. 過量投与
(1) 肝臓・腎臓・心筋の壊死が起こったとの報告がある。
(2) 総合感冒剤や解熱鎮痛剤等の配合剤には，アセトアミノフェンを含むものがあり，本剤とこれら配合剤との偶発的な併用により，アセトアミノフェンの過量投与による重篤な肝障害が発現するおそれがある。
(3) アセトアミノフェン過量投与時の解毒（肝障害の軽減等）には，アセチルシステインの投与を考慮すること。

**図5　カロナール錠（アセトアミノフェン錠）添付文書の「使用上の注意」（抜粋）**

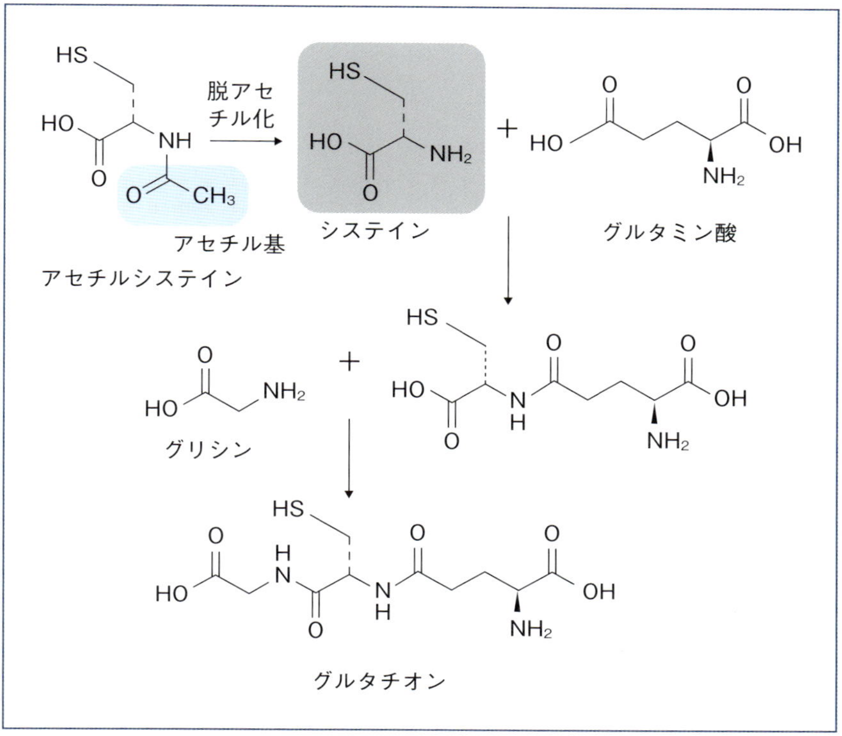

**図6　アセチルシステインを投与してグルタチオンを生合成する**

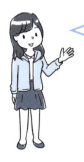

アセトアミノフェンは「水にやや溶けにくい」と,添付文書に書いてありますものね。そういった薬物を体外に出すために,水に溶けやすくする働きのことを「代謝」,水に溶けやすい化合物に変えることを「抱合」というわけですね。

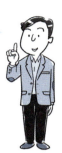

薬物は体にとっては異物(毒物)ととらえられます。ですから,なるべく早く体の外に出そうとして,水に溶けやすくするのです。代謝や抱合は生体防御反応のひとつと考えられます。

## まとめ

- グルクロン酸抱合や硫酸抱合などの「抱合」とは,医薬品の水溶性を高めて排泄するために行われる化学的な変換反応である。
- グルタチオン抱合ではトリペプチドであるグルタチオンが結合し,水溶性が高まった代謝物が生じる。
- 代謝過程は有機化学反応として理解するとよい。

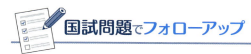 国試問題でフォローアップ

 抱合とか薬物動態っぽいテーマは，国試にも増えてきているんでしょうね。

どちらかというと昔から定番ですが，とりあえずどんな問題があるか，解いてみましょうか。

 なんだか墓穴を掘った気持ちでいっぱいです。

**問1** モルヒネに関する記述の正誤を答えよ。
「6位水酸基のグルクロン酸抱合体は鎮痛作用を示す。」

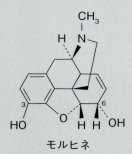
モルヒネ

（第96回試験問題より改変）

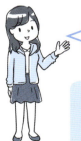

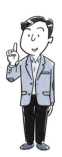

> 6位の水酸基がどれか，ちゃんと書いてあって親切ですね。問題は親切じゃないですけど。

> これは，純粋に化学の問題というよりも，薬物動態に関する問題ですね。モルヒネは6位の水酸基がグルクロン酸抱合されることにより代謝されるのですが，この6位にグルクロン酸が結合した化合物はモルヒネより強力な鎮痛作用を示すことが知られています。
>
> 答え　正

**問2** 解毒薬に関する以下の記述の正誤を答えよ。

「アセチルシステインは，アセトアミノフェンの代謝により生成する毒性代謝物のグルクロン酸抱合を促進し，肝障害を抑制する。」

（第83回試験問題より改変）

> ありがとうございます。さっきやったばかりです。

> こういう問題も国試に出てくるんですよ。先ほども説明したとおり，アセチルシステインは，グルタチオン生合成を助け，アセトアミノフェンの代謝により生成する毒性代謝物のグルタチオン抱合を促進することによって，肝障害を抑制するんです。グルクロン酸抱合じゃありませんでしたね。
>
> 答え　誤

## 2章 薬と体の相互作用も物理・化学で語れるんです

# 6 わざわざ効かないかたちにするワケ

プロドラッグがなぜ必要か

最近，プロドラッグというタイプの薬が増えてきましたけど，どういうものなんですか？

プロドラッグは体の中に入ってから，かたちを変えて効き目を表す薬です。

そうすると，プロドラッグのままでは効き目がないってことですか？

そのとおりです。

変な話ですね。なぜ最初から効くかたちにしないんでしょうか。

もちろん！ それも，体と薬物の化学的な相互作用のせいなんですね。

## 体の中で効き目のある姿になる仕組み

　抗インフルエンザウイルス薬のタミフルカプセル（オセルタミビルリン酸塩カプセル）の添付文書から，最後のページの「薬効薬理」を見てみましょう。**プロドラッグ**というコトバと，活性体というコトバが出てきます。

　プロドラッグとは，薬物分子の一部を別の分子に変えた（化学的修飾といいます）もの（誘導体といいます）で，それ自体は薬効や生理活性を示しません。投与され体内に吸収されると，体内の酵素の働きなどで修飾されたところが変換し，元の薬物分子が復元され，薬効を示します。薬効を示す薬物分子のことを活性体といいます。プロ（pro-）という言葉は，英語では「前の」という意味なので，プロドラッグ（prodrug）は，まさに「薬の一歩前」なのです。

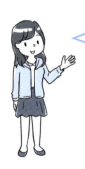

わざわざ「活性体」を「修飾」して効かないものにしてから，体の中でまた「変換」させて活性体に戻すわけですね。なぜですか？

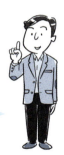

活性体に困った問題があるため，必要に迫られて修飾しているんです。

---

【薬効薬理】

1. *in vitro* 抗ウイルス作用[18]
　オセルタミビルリン酸塩はプロドラッグであり、代謝により活性体に変換された後、抗ウイルス作用を示す。

図1　タミフルカプセル（オセルタミビルリン酸塩カプセル）添付文書の「薬効薬理」（抜粋）

体の中に吸収させるためのテクニック

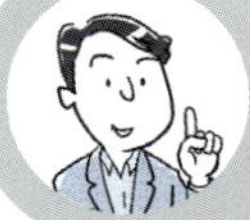

　プロドラッグにしなければいけない活性体は，多くの場合，物理化学的あるいは薬物動力学的に不利な点を持っています。せっかく高い活性（薬効）があっても，溶けなかったり体内に吸収されないなどの欠点があって，体内に入らなければ意味がありません。このような問題点を克服するためにプロドラッグにするのです。

　オセルタミビルの場合，活性体はRo64-0802と呼ばれる化合物です。Ro64-0802はそれ自体の薬理活性は高いのですが，経口投与した場合の消化管での吸収性が悪かったので，カルボン酸の部分をエチルエステルに「修飾」してプ

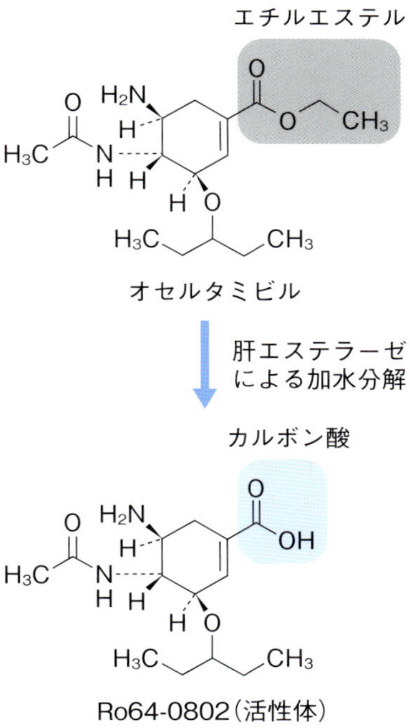

図2　オセルタミビルは肝臓の酵素によって代謝され，活性体になる

ロドラッグ（オセルタミビル）にしました。オセルタミビルは，経口投与後，消化管から吸収され，肝エステラーゼという酵素により活性体である Ro64-0802 に変換されて，抗インフルエンザ活性を示します。

このエステラーゼによる変換は，酵素によってエチルエステルが加水分解されてカルボン酸になる，いわゆる代謝反応が起こっていることになります。

有機化学を勉強しておくと，このような代謝反応は化学反応として簡単に理解できるようになります。

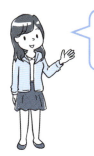

ふつう代謝っていうと，薬効がなくなるほうを考えちゃいますけど，プロドラッグは代謝されることで効き目が出てくるわけですね。

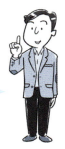

この薬の場合はそういうことになります。でも，プロドラッグといっても，すべてが酵素による代謝によって活性体になるわけではありません。

プロドラッグの生体内での変換は，酵素によるものだけではなく，化学的な反応も起こり得ます。

たとえば，ドカルパミンは添付文書の一番上にそのものずばり「経口ドパミンプロドラッグ」と書かれています（図3）。

経口ドパミンプロドラッグ
**タナドーパ®顆粒75%**
TANADOPA® Granules 75%
（ドカルパミン製剤）

図3 タナドーパ顆粒（ドカルパミン顆粒）添付文書の名称欄（抜粋）

> 【薬効薬理】
> 1. 作用機序
>   本剤はドパミンのカテコール基及びアミノ基を保護した化学構造を持ち、消化器及び肝臓におけるドパミンの初回通過代謝が軽減され、効率的に血漿中遊離型ドパミン濃度を上昇させる。本剤の腎血管拡張

図4　タナドーパ顆粒（ドカルパミン顆粒）添付文書の「薬効薬理」（抜粋）

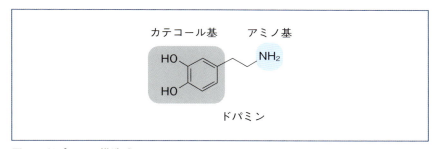

図5　ドパミンの構造式

　どうやらドパミンを修飾したプロドラッグのようですね。
　では，ドカルパミンは体内でどのように変換されて活性体であるドパミンになるのでしょうか。「薬効薬理」の欄（図4）を見てみましょう。
　「ドパミンのカテコール基およびアミノ基を保護した化学構造」とありますね。ドパミンの化学構造（図5）を基にして，どのように修飾されたか考えてみましょう。
　ドカルパミンの化学構造式を見ると，カテコールのヒドロキシ基（-OH）がエトキシカルボニル基（エステル）に変換されていること，アミノ基がアミドに変換されていること，がわかります（図6）。ドカルパミンは，3カ所も化学修飾されたプロドラッグなのです。

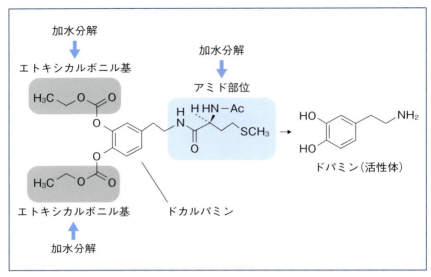

**図6 ドカルパミンが活性体のドパミンになるまで**

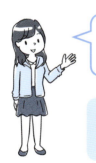
なんだかここまでくると、「修飾職人」とでも呼べそうな方がメーカーの研究所にいるんじゃないかという気がしますね。まさに匠の技を感じます。

ドパミンそのものを経口投与しても、代謝されたりして効き目が出ないのでしょう。それを改善するために工夫を重ねたのだと思います。
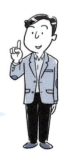

　ドカルパミンが経口投与されると、まずエトキシカルボニル基が加水分解によって切断されます。この変換はおそらく化学的な反応と考えてよいでしょう。その後、肝臓でアミド部位が酵素によって加水分解され、活性体であるドパミンが生成します。

　ドカルパミンの化学構造式はとても複雑ですが、体内では有機化学的な反応によってシンプルなドパミンに変換されて薬理作用を示すのです。

　化学反応を理解しておくとプロドラッグの働きもわかりやすくなります。

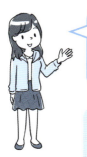

このエトキシカルボニル基とアミド部位があることで、体の中に入りやすくなっているのですね。それにしても、薬が体の中に吸収されるっていうのは、けっこうたいへんなことなんですね。

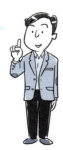

とくに経口投与の場合は、胃から腸までの消化管で吸収しなければそのまま排泄されてしまいますから、いかに消化管で吸収しやすいかたちにするか、あるいはこの薬のように吸収されてからの代謝に配慮することが重要なんです。以前お話しした塩にする理由も、水溶性を高めて吸収しやすくするためでしたが、塩にするだけでは吸収率を上げられない場合などに、プロドラッグを開発する必要があるのでしょう。

### まとめ

- プロドラッグは薬物分子を化学的に修飾した誘導体で、投与後に体内で変換を受けて元の薬物分子（活性体）が復元され、薬効を示す。
- プロドラッグの変換反応は化学反応として考えると理解しやすい。

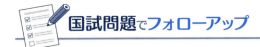

さあ、国試問題もこれで最後です。
ちょっとさみしいですね。

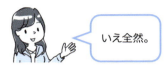

いえ全然。

まあそういわず、名残惜しみながら
解いていきましょう。

最後だから、ひと踏ん張りしますかね。

問1　バラシクロビルは、加水分解によりアシクロビルに変換され活性を発現する。切断される位置はどれか。1つ選べ。

バラシクロビル

（第99回試験問209より改変）

6 わざわざ効かないかたちにするワケ

これってなにもヒントなしですか？
最近の子はたいへんだわ。

ヒントは問題文にある「加水分解」です。加水分解できそうなところはどこかと考えると，エステル結合（-O-C＝O）が怪しいですね。バラシクロビルは、エステル結合部位が加水分解され、アシクロビルになって薬理活性を示すプロドラッグです。ではエステル結合のどこが切れるか，ですよね。選択肢は3か4ですが，アシクロビルの構造式を覚えていなくても，エステルが加水分解されてカルボン酸とアルコールになることを理解していれば、答えが出てきます。

アシクロビル

答え　3

問2　アザチオプリンに関する以下の記述の正誤を答えよ。

「アザチオプオプリンは生体内においてaの位置で切断されて薬効を示す。」

アザチオプリン

（第101回試験問題より改変）

2章

うーん,最近の子はこういう問題も解いているんですか,まいりました。

まあまあ,もうひと踏ん張りですよ。アザチオプリンは,代謝されてメルカプトプリンになり、薬理作用を発揮するプロドラッグですね。で,問題の正誤を考える際には,「メルカプト」という名前がヒントになります。「メルカプト〇〇」は,メルカプト基(-SH)のようなイオウを含む官能基をもった化合物につけられる名前ですから,aのところで切れてイオウがなくなったら「メルカプト」プリンじゃなくなってしまいます。

メルカプトプリン

**答え 誤**

## あとがき

　薬剤師は医療チームの一員として，多岐にわたる情報を医師，看護師，医療技術者と共有し，患者さんにとって最適な医療を提供することが求められています．薬剤師は患者さんの傍らに寄り添い，悩みを聞きながら薬の効き目と副作用を確認します．そのため，薬剤師は医療全般にわたりさまざまなことを学ばねばならず，「いまさら，小難しい物理や化学なんて勉強してられないよ」というのが本音ではないでしょうか．ちょっと待ってください．この本を読んで皆さんはどのように感じられたでしょうか．

　本書の執筆を依頼されたとき，はたと困ってしまいました．手に入る教科書や関連書を読みあさりましたが，物理や化学を中心に書かれたものはあっても，添付文書を物理的・化学的視点からとらえ，行間を読み取るといったものはほとんどありません．それならばこれまでにないものができるはずだ，というのがこの本を書く推進力になりました．特に意識したことは，薬剤師の仕事は「砂上の楼閣」であってはならないという思いです．基礎の物理と化学が土台になるからこそ，医療チームの中で薬剤師の強みが発揮できると思います．

　たった数gの錠剤の中に，添付文書に記載されている膨大な情報が詰め込まれています．人類の叡智の結集といっても過言でありません．本書を読み終わった後，添付文書の行間に隠された物理，化学のキーワードが思い浮かぶようになり，さらに，薬理学，薬物動態学，薬物治療学，情報学などのすべての分野を統合できるプロフェッショナルな薬剤師が増えることを期待しています．

出口　芳春

# index

## アルファベットなど

α-グルコシダーゼ …………… 154
δ＋ …………………………… 119
δ− …………………………… 119
D/L 表記 ……………………… 139
dissociation constant ……… 126
D 体 …………………………… 139
Fischer 投影式 ……………… 136
inhibition constant ………… 126
INN …………………………… 12
IUPAC ………………………… 12
$K$d …………………………… 126
$K$i …………………………… 126
log $D$ ………………………… 98
log $P$ ………………………… 98
L 体 …………………………… 139
P 糖タンパク質 ……………… 108
$R/S$ 表示法 ………………… 140
$R$ 体 ………………………… 140
SGLT2 ………………………… 108
$S$ 体 ………………………… 140

## 五十音

● あ行

アキラル ……………………… 135
アクア錯体 …………………… 51
アゴニスト …………………… 160
アセチル化反応 ……………… 40
アンジオテンシン変換酵素 … 120
アンタゴニスト ……………… 160
イオン形 ……………………… 87
イオン結合 ……………… 25, 118
一般名 ………………………… 11
医薬品医療機器等法 ………… 3
右旋性 ………………………… 148
エナンチオマー ………… 23, 134
塩析 …………………………… 65
オスモル ……………………… 80

● か行

会合コロイド ………………… 67
界面活性剤 …………………… 67
解離定数 ……………………… 126
化学名 ………………………… 11
カルボン酸 …………………… 24
基質 …………………………… 155
拮抗薬 ………………………… 160
吸収・分布・代謝・排泄 …… 171

| | |
|---|---|
| 凝析 | 68 |
| 鏡像異性体 | 23, 134 |
| 共有結合 | 35, 118 |
| キラリティー | 135 |
| キラル | 135 |
| キラルスイッチ | 148 |
| キラル中心 | 136 |
| クーロン引力 | 118 |
| グルクロン酸抱合 | 171 |
| 血液の浸透圧 | 80 |
| 血管外漏出 | 82 |
| 光学異性体 | 135 |
| 酵素 | 115 |
| 酵素阻害薬 | 156 |
| 国際一般名 | 12 |
| 孤立電子対 | 48 |
| コロイド | 62 |
| コロイド分散系 | 63 |

● さ行

| | |
|---|---|
| 錯化合物 | 47 |
| 錯体 | 47 |
| 左旋性 | 148 |
| 作動薬 | 160 |
| 酸塩基平衡 | 89 |
| 酸解離定数 | 88 |
| ジアステレオマー | 137 |
| ジェネリック医薬品 | 17 |
| シクロオキシゲナーゼ | 40 |
| シス配置 | 49 |
| ジスルフィド結合 | 35 |
| 弱塩基性薬物 | 88 |
| 弱酸性薬物 | 88 |
| 重量オスモル濃度 | 80 |
| 受容体 | 115 |
| 脂溶性薬物 | 100 |
| 親水基 | 67 |
| 親水コロイド | 64 |
| 浸透圧 | 78 |
| 浸透圧比 | 79 |
| 親油基 | 67 |
| 親和性 | 126 |
| 水素結合 | 119 |
| 水和層 | 64 |
| ステム | 13 |
| 生体膜透過 | 106 |
| 静電的反発力 | 63 |
| 生理食塩水の浸透圧 | 80 |
| 旋光性 | 134 |
| 阻害定数 | 126 |
| 疎水コロイド | 64, 68 |
| 疎水性相互作用 | 121 |
| 疎水性薬物 | 100 |
| 粗大分散系 | 63 |

### ● た行

- 代謝過程 ……………………………… 170
- 代謝反応 ……………………………… 182
- ダウンレギュレーション ………… 163
- 単純拡散 ……………………………… 106
- 腸溶錠 ………………………………… 34
- 電気陰性度 …………………………… 119
- 等張化 ………………………………… 81
- トランスポーター …………………… 108

### ● な行

- ナトリウム - グルコース
  共役輸送担体 2 ……………………… 108

### ● は行

- 配位結合 ……………………………… 47
- 配位子 ………………………………… 47
- 半透膜 ………………………………… 78
- 販売名 ………………………………… 11
- 非可逆的阻害 ………………………… 38
- ピペラジン環 ………………………… 24
- ファンデルワールス相互作用 …… 121
- 不斉炭素 ……………………………… 136
- 不斉中心 ……………………………… 136
- プロドラッグ ………………………… 180
- 分散相 ………………………………… 63
- 分散媒 ………………………………… 63
- 分子形 ………………………………… 87
- 分子分散系 …………………………… 63
- 分配係数 ……………………………… 100

### ● ま行

- ミセル ………………………………… 67
- ミリオスモル ………………………… 80
- メソ形化合物 ………………………… 137
- メソ体 ………………………………… 137

### ● や行

- 薬機法 ………………………………… 3
- 溶解度 ………………………………… 87
- 容量オスモル濃度 …………………… 80

### ● ら行

- ラセミ体 …………………… 23, 133, 136
- ラセミックスイッチ ………………… 148
- 立体中心 ……………………………… 136
- 硫酸抱合 ……………………………… 171
- 両性化合物 …………………………… 24
- 臨界ミセル濃度 ……………………… 67

### 高橋　秀依（たかはし　ひでよ）

1994年　東京大学大学院薬学系研究科博士課程修了
現　在　帝京大学薬学部教授
専門分野：有機合成化学，医薬化学
博士（薬学）

### 出口　芳春（でぐち　よしはる）

1982年　金沢大学大学院修士課程修了
同　年　金沢大学医学部附属病院薬剤部
1992年　金沢大学にて博士（薬学）の学位取得
2005年　帝京大学薬学部教授
専門分野：薬物動態学
主な研究テーマ：薬物の血液脳関門輸送機構の解析

---

## 添付文書がちゃんと読める物理・化学

定価　本体 2,500 円（税別）

平成 29 年 3 月 31 日　発　行

---

監　修　　夏苅 英昭（なつがり ひであき）

著　者　　高橋 秀依　出口 芳春

発行人　　武田 正一郎

発行所　　株式会社　じ ほ う

　　　　　101-8421　東京都千代田区猿楽町 1-5-15（猿楽町 SS ビル）
　　　　　電話　編集　03-3233-6361　販売　03-3233-6333
　　　　　振替　00190-0-900481
　　　　　＜大阪支局＞
　　　　　541-0044　大阪市中央区伏見町 2-1-1（三井住友銀行高麗橋ビル）
　　　　　電話　06-6231-7061

---

©2017　　　　　　　　　　組版　クニメディア（株）　　印刷　シナノ印刷（株）
Printed in Japan

本書の複写にかかる複製，上映，譲渡，公衆送信（送信可能化を含む）の各権利は株式会社じほうが管理の委託を受けています。

JCOPY ＜(社)出版者著作権管理機構　委託出版物＞
本書の無断複製は著作権法上での例外を除き禁じられています。
複製される場合は，そのつど事前に，(社)出版者著作権管理機構（電話 03-3513-6969，FAX 03-3513-6979，e-mail：info@jcopy.or.jp）の許諾を得てください。

万一落丁，乱丁の場合は，お取替えいたします。
ISBN 978-4-8407-4941-1

添付文書が ちゃんと 読める

# 統計学

統計学のコトバが
わかれば添付文書を
ここまで深読みできる！

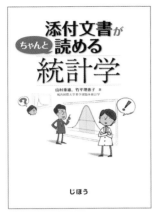

山村 重雄、竹平 理恵子／著
定価（本体 2,400 円 + 税）
A5 判／ 187 頁／ 2014 年 12 月刊
ISBN：978-4-8407-4680-9

**序章** 添付文書を読むときに知っておいてほしいこと
**1章** まちまちなデータは，ひとまとめにして考える
**2章** その差に意味はあるのか

「わかったつもり」を「わかった」にする
「添付文書がちゃんと読める」シリーズ

添付文書が ちゃんと 読める

# 薬物動態学

「分布容積」「消失半減期」
「クリアランス」
3つのキーワードが
しっかり理解できる！

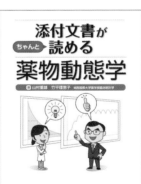

**序章** 薬物動態は学ぶものじゃなく使うものなんです
**1章** これだけは欠かせない　薬物動態の3つのパラメータ
**2章** 添付文書に書かれたことを患者さんに応用してみよう

山村 重雄、竹平 理恵子／著
定価（本体 2,400 円 + 税）
A5 判／ 176 頁／ 2016 年 3 月刊
ISBN：978-4-8407-4840-7

株式会社 じほう　http://www.jiho.co.jp/
〒 101-8421 東京都千代田区猿楽町 1-5-15 猿楽町 SS ビル　TEL.03-3233-6333　FAX.0120-657-769
〒 541-0044 大阪市中央区伏見町 2-1-1 三井住友銀行高麗橋ビル　TEL.06-6231-7061　FAX.0120-189-015